나는 필라테스로
건강을 연주한다

문선영 지음

청춘미디어

〈작가 소개〉

문선영

영스파인대표
국제필라테스전문가협회 협회장

저자는 10여 년 동안 연간 100회 이상의 활발한 연주 활동을 하면서 첼로 연주자로서의 삶을 살아오다 어느 날 갑자기 몸이 마비되는 정도의 고통을 느꼈지만 어떤 의사도 해결해주지 못했다. 이를 계기로 음악을 잠시 멈추고 운동을 시작하게 되었다. 그리고 자신의 경험을 바탕으로 영스파인이라는 운동법을 통해 필라테스와 다양한 실전 운동법을 개발, 대구를 중심으로 본인만의 건강을 지키는 방법을 고안해 교육하고 있다. 특히 고정적인 자세로 오랜 시간을 앉아 있어야 하는 전문직이나 연주자들에게 도움을 줄 수 있는 운동법들을 네이버 카페 〈국제필라테스전문가협회〉를 통해서 지속해서 소개한다.

〈경력〉
영스파인 대표
국제 필라테스 전문가협회 대표
자이로토닉® 프리트레이너
자이로키네시스®
폴스타필라테스®
김천시립교향악단 단원
영남대학교 외래 교수
대구교육대학교 외래 교수
국립안동대학교 외래 교수

Young Spine 스튜디오
국제 필라테스 전문가협회 교육본부
자이로토닉® 국제 공인 교육기관

나는 필라테스로
건강을 연주한다

"나는 필라테스로 건강을 연주한다"

"나는 필라테스로 건강을 연주한다"

세상을 살면서 가장 중요한 것이 무엇이냐 묻는다면 나는 '건강'이라고 답할 것이다. 왜냐하면 건강 때문에 내가 세상에서 제일 잘하고 좋아하는 첼로 연주를 포기해야만 했기 때문이다.

나는 어렸을 때부터 피아노를 시작했다. 그리고 첼로를 시작하면서부터 나보다 더 큰 첼로를 가지고 다니기 시작했다. 당시 어린 나이에도 하루 3~5시간 연습을 했다. 그때는 당연히 해야 하는 일이라고 생각하고 연습에

몰두했다. 내 몸보다 더 큰 악기를 안고, 혼자서 들기에도 무거운 첼로를 다리 사이에 끼고 왼손으로는 지판을 누르고, 오른손으로는 활을 잡고 두 다리 사이에 첼로를 안았다. 첼로를 나의 목 왼쪽으로 기대 놓아야 했고, 엔드 핀으로 악기를 바닥에 세운 후, 다리 사이에 끼워서 악기를 고정해야 했기 때문에 늘 나의 연주 자세는 틀어져 있었다.

대학교와 대학원을 졸업하고 미국으로 유학을 가서 전액 장학생으로 공부를 마치고 돌아온 후에는, 대학교에서 후학을 양성하는 한편 전문적인 첼로 연주자로서 활발한 연주 활동을 하게 되었다.

이렇게 시작된 첼로 연주자로서의 삶이 10년을 훌쩍 넘어 20년 넘게 이어지다 보니 어느 순간 나도 모르게 매일 목과 어깨 통증으로 인해 힘들어하기 시작하였다. 그렇게 몸의 통증을 참아내며 음악 활동을 계속해 나가던 나의 몸은 서서히 균형을 잃어가고 있었다. 통증 때문에 병원과 한의원에 다니며 주사와 침, 물리 치료 등으로 하루하루 견디던 어느 순간부터 의사 선생님께서는 이런 말을 자주 하셨다.

"악기 연습을 그만두어야 통증이 사라집니다"

음악 연주자로서 살아가는 나에게 연습을 하지 말라는 말은 음악을 그만두라는 말과 같은 말이었다. 그 말은 나에게 충격으로 다가왔다. 평소 나는 건강을 위해 나 스스로는 많은 노력을 하고 있었다. 요가, 헬스, 수영 등 운동을 꾸준히 하면서 건강을 위해 특별히 신경을 쓰고 있었던 나였다. 이러한 노력에도 나의 통증은 사라지지 않았고 점점 더 심해지는 내 몸의 통증을 치료할 방법을 스스로 찾기 시작했다.

그러던 중, 서울의 한 스튜디오에서 필라테스라는 운동을 접하게 되었다. 첫 수업을 듣고 난 후, 이때까지 느껴보지 못한 무엇인가를 느끼기 시작했다. 몸은 한결 가벼워졌고 운동할 때마다 몸은 개운해졌다. 정신도 맑아지기 시작하면서 나의 내면에서 무엇인가가 꿈틀거리는 것을 발견하게 되었다. 나에게 뭔지 모를 기대감이 생기기 시작하였고, 운동을 통해 내 몸이 좋아질 수 있다는 자신감도 생겨나기 시작하였다. 오랜 시간 동안의 연주로 인해 틀어져 있던 나의 좋지 않은 자세, 척추의 비대칭이 심했던 나에게 딱 맞는 운동을 찾게 된 것이다. 그

후로 나는 음악 일정을 잠시 뒤로 하고 운동에 몰입하면서 꾸준히 배우기 시작하였다. 어느 순간 나는 통증이 사라지는 것을 경험하였고 나의 몸을 예전 상태로 되돌릴 수 있었다. 그 후, 다시 첼로 연주를 하면서 생겨나는 통증들은 나만의 운동 방법으로 직접 치유할 수 있게 되었다. 운동을 통해 나 스스로 치유한 것이 계기가 되어 나는 전문적인 첼로 연주자의 길을 접고 새로운 인생을 시작하게 되었다.

나이 마흔, 살아오면서 스스로 무엇인가를 새로 시작할 수 있다는 상상을 해본 적 없는 나이였다. 하지만 첼로 연주자로서 살아온 나의 인생은 내 나이 마흔에 또 다른 새로운 일을 도전할 수 있는 계기가 되어 주었다. 마흔까지 나는 오직 음악만을 위해 살아왔었다. 하지만 나의 음악적인 경험을 바탕으로 마흔 이후, 새로운 일에 도전하면서 또 다른 나를 마주할 수 있었다. 필라테스와 영스파인이라는 새로운 길로 들어선 나는 그 누구보다 열심히 나의 성장을 위해 노력하였다.

이 일을 하면서 가슴이 뛰기도 했고 때론 설레기도 했다. 운동을 통해 나의 삶이 바뀌었고 잃었던 건강을 되찾게 되었고 삶은 에너지가 넘쳐나고 있다.

이제는 이것을 다른 사람과 함께 나누고 싶고, 앞으로 내가 그려나갈 나의 미래에 대한 응원의 메시지를 담고 싶다. 첼로는 던져버렸지만 이제 나는 영스파인으로 나의 건강을 연주하고 있다.

2019년 3월
따스한 봄바람을 맞으며
문선영

"나만이 내 인생을 바꿀 수 있다.
아무도 날 대신해서 해줄 수 없다."

- 캐롤 버넷
Carol Burnett

"필라테스와 음악의
조화를 이룬 최초의 책"

안녕하세요. 책에서 문선영 작가님을 인터뷰하고 질문하는 편집자입니다. 이 책은 영스파인 대표 원장님이자 음악인으로서 살아왔던 문선영 작가님이 답변했던 내용을 토대로 편집자의 시선에서 질문을 던지고 이에 대해 문선영 작가님의 답변을 토대로 쓰인 책입니다.

총 20시간이 넘는 인터뷰를 통해 편집자의 관점에서 문선영 작가님의 삶을 함께 돌아보는 시간을 가졌습니다. 문선영 대표님은 초등학교 입학전부터 시작한 음악인이란 길을 20년 넘게 걸어오다 생각지 않게 몸의 이상을 느끼면서 이전과는 완전히 다른 새로운 일을 시작하게 되었습니다. 나이 마흔에 말이죠.

대부분의 사람은 그 나이가 되면 기존의 하던 일만 해나가려 하지만 문선영 대표님은 이전과는 완전히 다른 새로운 사업을 시작했고 이를 계기로 주변 사람들에게 용기를 주고 있습니다.

편집자로서 인터뷰하면서 문선영 작가님의 인생관과 삶을 대하는 태도를 저 또한 간접적으로나마 많이 배웠습니다. 이 책을 선택하고 읽으시는 독자분들도 저와 같은 경험을 했으면 좋겠습니다.

2019년 3월
편집실에서

Part. 1
필라테스와 영스파인으로
몸을 즐겁게 하라

Part. 2

필라테스와 영스파인으로
몸과 마음을 치료하다

Part. 3

필라테스와 영스파인 운동으로
건강 먼저 챙겨라

미래를 들이마시고,
과거를 내쉬세요

Part. 5

새로움에 도전하는
삶이 아름답다

Part. 6
자세만 바꿔도
몸의 통증은 사라진다

풍성한 결실을 맺을 단 하나의 독자만 얻는다 해도
이 씨앗을 받아들여 자기 안에 지닐
단 하나의 영혼만 얻는다 해도
나는 만족해 할 것이다.

- 헤르만 헤세(Hermann Hesse)

Part. 1

필라테스와 영스파인으로
몸을 즐겁게 하라

첼로를 던지고 필라테스와 영스파인을 시작하다

"어깨가 아파서 일어나지 못하겠어요."

중요한 연주회가 있는 날 아침, 결국 침대에서 일어나지 못하고 울면서 엄마에게 전화를 걸었다. 지금까지 20년 넘게 첼로를 연주하면서 힘들다는 내색 한번 없던 딸의 전화가 엄마도 매우 당황스러웠나 보다. 그리고 제일 가까운 병원에 가서 스테로이드 주사를 맞아야만 했다. 아픔을 참아가며 약효가 떨어지기 전에 연주회를 무사히 마쳐야 했고 나는 그날 이후로 더는 첼로의 현을 잡지 않기로 했다. 내 몸의 상태를

20

정확하게 파악하기 전까지는 말이다. 음악의 화음을 위해서 살아온 삶에서 돌아온 것은 결국 몸의 불협화음이었다.

〈2012년 12월 1일 문선영 일기장에서〉

질문)
대표님, 음악을 30년 가까이 해오셨는데 음악인으로 사는 삶은 어떤가요?

문선영)
음악인의 삶은 '물 위에 떠 있는 오리' 같아요. 수면 위의 모습은 평화롭고 우아해 보이기까지 하죠. 그런데 수면 아래에서는 정말 쉼 없이 움직이고 있어요. 음악을 하는 사람에게 하루에 8시간 정도 연습하는 일은 보통이에요. 세계적으로 유명한 바이올리니스트 장영주 씨도 미국 뉴욕에 있는 카네기홀 연주가 확정되고 나서 매일 피나는 연습을 했어요. 음악 하는 분들 사이에서 유명한 일화예요. 또 이런 이야기도 있어요. 오래전, 유능한 젊은 연주자가 카네기홀에서 막 연주를 마치고 나오는 노신사에게 이렇게 물었다고 해요. "저도 카네기홀에서 연주하고 싶은데, 비법은 무엇인가요?" 그러자 노신사는 1초의 망설임 없이 "연습, 연습밖에 없습니다"라고 대답했다고 하네요. 그만큼 음악 하는 사람들은 하루 대부분을 연습하는 데 사용합니다.

질문)
그렇군요. 그럼 자신의 전공 악기 하나를 마스터하기 위해서 엄청난 시간을 투자하는군요?

문선영)
사실 어렸을 때부터 음악을 시작한 경우에는 앞으로 감당해야 할 고통의 크기가 얼마인지 모르기 때문에 아무 생각 없이 연습에만 몰입하게 돼요. 매일 똑같은 자세로 하루에 5시간 연습은 기본이고 연주회가 있는 시즌에는 온종일 첼로 연습을 해요. 꿈에서도 첼로를 연주할 정도였죠. 한 자세로 오랜 시간 동안 앉아서 연습을 하다 보니 몸에 신호가 오기 시작했어요. 첼로를 연주하는 사람들은 공통으로 어깨결림,

목 통증, 손 저림, 허리 통증, 다리 저림 증세를 호소해요.
저도 언젠가부터 갑작스럽게 통증이 오기 시작했죠.

질문)
통증이 심해서 연습이 힘들었다면 병원에도 다니셨나요?
효과는 있었나요?

문선영)
하루는 통증이 너무 심해서 연주회가 끝나자마자 바로 병
원으로 달려갔죠. 연주회가 끝나면 긴장이 한순간에 풀어
져서 그럴 수도 있겠지만 그날은 유독 통증이 더 심했어
요. 병원에서 진통제와 스테로이드 주사를 맞고 나서야 겨
우 몸을 추스를 수 있었어요.
그런데 병원에 다니면서도 증세가 호전되는 느낌을 받기
보다는 단순히 통증만 줄여준다는 느낌이 컸어요. 근본적
인 치료 방법은 아닌 것 같았어요.

질문)

저는 첼로의 묵직한 중저음이 마음에 들어요. 첼로는 실제로 무게도 상당하죠?

문선영)

첼로의 무게는 일반적으로 3kg 정도 해요. 그런데 첼로를 담는 케이스까지 하면 보통 10kg 정도예요. 매일 첼로를 들고 연습하러 가기 때문에 한쪽 어깨만을 주로 사용해요. 그리고 첼로를 연주할 때에는 몸의 왼쪽으로 악기가 치우치죠. 가만히 첼로를 하시는 분들을 떠올려 보면 연주를 할 때 왼손은 상하로 움직이게 되고, 오른쪽은 좌우로 움직여져요. 이러한 자세로 연주를 하므로 왼쪽 어깨는 좁아지고 오른쪽 어깨는 펴지게 됩니다. 반복적인 움직임에 의해 근육이 서로 다른 방향으로 발달 되면서 척추가 한쪽으로 치우치는 현상이 나타나고 몸의 좌우 밸런스가 깨지게 됩니다. 허리는 반드시 세운다고 하지만 몸이 자연스럽게 첼로를 감싸면서 한쪽으로 틀어지게 돼요. 지금까지 첼로에서 나오는 아름다운 소리에 집중하느라 몸이 망가지는 소리를 듣지 못한 거죠.

질문)

그렇군요. 어깨와 목에 통증 때문에 병원에도 가고
한의원도 갔다면서요?

문선영)

네. 맞아요. 선배들도 그랬지만 저도 한의원에 가면 해결
책이 있을 줄 알았죠. 그런데 아니었죠. 제 착각이었어요.
한의원 원장님께서 몇 번이나 '음악을 그만두세요'라고 이
야기했어요. 그날 얼마나 충격을 받았는지 집에 와서 밤새
울었답니다. 음악이 제 인생의 전부이고 생업이었는데 다
른 것도 아니고 몸의 균형 때문에 음악을 포기하라니 정말
청천벽력 같았어요. 음악을 그만둬야만 통증이 사라진다는
말에 한참 방황했어요.

필라테스와 영스파인으로
삶의 방향이 완전히 바뀌다

원숭이를 잡는 방법은 아주 간단하다고 한다. 통나무에 구멍을 뚫고 과일을 넣어두면 원숭이가 과일을 잡으려고 손을 집어넣는다. 그러고 나서 원숭이를 잡으러 가면 원숭이는 과일을 놓고 도망칠 수 없어 오히려 과일을 꽉 움켜쥐기 때문에 구멍에서 손을 뺄 수가 없다. 그래서 결국 원주민에게 잡히고 만다. 나도 첼로를 손에서 놓지 못하는 것은 아닐까? 몸이 이렇게 망가져서 더는 첼로를 하지 못하게 되는데도 놓지 못하는 이유가 뭘까? 나는 원숭이일까? 원주민일까?

    - 2008년 7월 15일 문선영 일기장에서

질문)

대표님의 음악 경력을 보니 정말 화려하시던데, 음악을 포기하는 게 쉬운 결정이 아니었겠어요?

문선영)

맞아요. 음악 외에 다른 것을 직업으로 생각해 본 적은 전혀 없어요. 할 줄 아는 것이 하나도 없었거든요. 어렸을 때부터 오직 첼로만 연주했으니까요. 연주가 기쁨이고 보람이었죠. 그런데 첼로를 그만두라 하니 너무 억울하고 속상했어요. 병원에서 주사도 맞아 보고 물리 치료도 받아봤는데 결국 치료 방법은 없었어요. 국내 음악 분야에서 나름대로 엘리트 코스를 밟아왔고 미국 유학까지 가서 연주회를 했던 순간순간이 떠오르기 시작했어요. 아무리 힘들어도 음악을 포기할 수는 없겠더라고요.

질문)

그렇군요. 대표님은 평소에도 꾸준히 운동을 즐기셨다고 들었어요.

문선영)

저는 운동을 좋아하는 편이에요. 음악 활동을 하면서 요가, 헬스, 러닝, 수영 등 몸을 움직이는 운동을 꾸준히 해왔어요. 그런데도 첼로 연주로 인한 통증과 피로는 해결되지 않더라고요. 결국, 음악을 그만둬야 한다는 의사 선생님의 말씀에 마지막이라는 간절한 마음으로 치료 방법을 찾아보겠다는 결심을 했어요.

질문)
그래서 필라테스와 영스파인을 시작하셨군요.

문선영)

맞아요. 그동안 다양한 많은 운동을 접했지만, 우연히 시작한 필라테스와 영스파인 운동으로 가장 큰 효과를 봤어요. 수업을 받는 횟수가 늘어날수록 몸이 달라지고 바뀌는 것을 느끼게 되면서 마치 마법에 걸린 것 같은 기분이 들었어요. 이전까지 몸의 외부를 자극하는 운동을 했었다면 필라테스와 영스파인은 몸의 가장 안쪽에 있는 부분을 늘려주고 강화하는 운동이라서 컨디션이 많이 좋아졌어요.

운동 이후 첼로 연주에 오히려 힘이 덜 들어가고, 피로도 가 줄어들어 오히려 연주에 자신감도 생겼죠.

독주회를 하게 되면 70분 정도 피아니스트와 나, 둘이서 음악을 만들어나가야 해서 상당한 집중력이 요구됩니다. 한순간의 집중이 흐트러지면 바로 실수로 이어지니깐요. 운동을 시작한 이후 연주 때 집중이 더 잘 되고 더 깊이 있 는 소리가 만들어졌고 표현력도 많이 좋아졌어요.

질문)
그렇게 시작한 필라테스와 영스파인을 5년 넘게 꾸준히 하셨다고 들었어요.

문선영)
필라테스를 배우고 나서 몸의 변화를 느끼게 되었죠. 어느 날 문득 이런 생각을 했어요. '지금까지 내가 음악으로 사 람들의 마음을 아름답게 해줬다면 이제는 필라테스로 사 람들의 건강을 아름답게 연주해줘야겠다'고요. 그래서 아 예 첼로 연주를 그만두고 필라테스와 영스파인을 할 수 있 는 스튜디오를 오픈했어요. 저도 제가 첼로를 던지고 필라 테스 영스파인을 업으로 할 줄 꿈에도 몰랐어요.

질문)

평생을 해오신 첼로 연주를 포기하고 완전히 다른 분야로 직업을 바꾸기가 쉽지 않았을 텐데요.

문선영)

그만큼 필라테스와 영스파인 운동 효과에 확신이 있었어요. 제가 직접 몸으로 경험했잖아요. 나와 같은 통증과 고통을 느끼는 사람들에게 건강을 선물해주고 싶었어요. 병원과 한의원에서도 못 고치는 병을 고칠 수 있다는 이야기가 아니에요. 통증과 고통의 근본 원인을 찾는 것이 중요하거든요. 필라테스는 몸의 가장 기본적인 부분에서부터 시작하는 운동이에요. 영스파인은 필라테스라는 운동에 저의 경험을 녹여 만들어낸 새로운 운동법이고요.

질문)

기존의 필라테스와 달리 영스파인 운동법만의 특별한 점은 무엇이 있나요?

문선영)

기존의 필라테스의 경우 맨몸 운동이 주를 이루기 때문에 다소 처음 하는 분들에게는 지루하기도 하고 익숙지 않기도 해서 금방 멈추는 경우가 많아요. 그런데 영스파인은 그랬던 제가 경험한 다양한 기구들을 접목해 재밌게 할 수 있게 만들어둔 필라테스 종합 운동이라고 생각하시면 됩니다.

질문)

필라테스는 이제 많이 대중화가 되어서 젊은 여성들에게 인기가 많은 것 같아요.

문선영)

필라테스 하면 '젊고 예쁜 20대 여성'이 떠오를 거예요. 필라테스는 20대부터 70대까지 또는 그 이상 나이의 사람들 모두 할 수 있는 기구 운동이에요. 자신의 몸의 균형을 유지하고 근육과 근력을 유연성 있게 하기에 나이와 관계없이 더 많은 분들이 함께하셨으면 좋겠어요.

대한민국 필라테스와
영스파인 열풍의 주인공이 되다

모임에 나가서 영스파인 운동을 가르친다고 하면 사람들이
못 알아듣는다. 그냥 "필라테스 가르쳐요"라고 이야기하면
쉽게 알아듣는다. 대한민국에 영스파인 운동을 전파하는 제
1의 전도사가 되고 싶다.

- 2014년 1월 19일 문선영 일기장에서

질문)

아직 대한민국에서 영스파인이라는 용어는 참 생소한데요.

문선영)

영스파인은 필라테스와 기본 원리는 유사하다고 할 수 있어요. 그러나 움직임에는 분명히 차이가 있어요. 영스파인은 원형, 나선형, 파동형 동작의 척추 움직임으로 관절 하나하나를 확장하는 운동이에요. 몸의 가장 중심이 되는 부분을 움직여서 몸이 스스로 균형을 잡고 힘을 만들도록 하는 운동이죠.

질문)

가장 대중화가 된 운동이 헬스인데, 약간 몸집 키우기 운동 같다는 느낌이 들어요.

문선영)

맞아요. 헬스 트레이닝은 중력과 기구를 이용해서 몸의 근육을 형성하는 운동이 대부분입니다. 필라테스와 영스파인은 척추와 근막(근육의 겉면을 싸고 있는 막)을 집중적으로 이완하고 단련하는 운동이에요. 근막은 근육을 감싸면서 다른 골격과의 균형을 유지해주는 역할을 해주는데 대부분의 사람이 같은 자세로 장시간 일을 하므로 근막에서부터 불균형이 오기 시작해요.

보통 우리가 설명할 때는 근육을 이완시켜 준다고 하는데, 근막을 이완시켜 주는 게 중요하죠. 장시간 한 자세로 있으면 근육이 짧아져서 통증이 찾아옵니다.

질문)
단순히 목이 결린다거나 어깨가 아프다는 것은 근육의 문제가 아니군요.

문선영)
그렇죠. 요가를 하면서 머리를 쉬게 하고 마음을 편안하게 하면 신체도 이완되죠. 제가 가르치는 영스파인도 마찬가지예요. 우리 몸에는 불필요한 힘이 들어가 있고 불균형 상태로 있는 부분들이 많아요. 목, 어깨, 허리 그리고 골반까지 다양해요. 몸의 가장 기본이 되는 척추에서부터 시작해서 근막을 이완해주는 운동이 바로 영스파인이에요. 운동이 끝나면 1시간짜리 마사지를 받은 느낌과 비슷하다는 회원분들의 의견이 많아요.

질문)
대표님 말씀을 듣고 영스파인 운동하는 모습을 한번 봤어요. 조금 신선했어요.

문선영)
신선하다는 표현이 마음에 드네요. 영스파인 운동은 마치 연주자가 무대 위에서 연주하는 것을 보는 듯해요. 맨몸운동을 시작으로 다양한 기구를 통해 허리부터 가슴, 그리고 목까지 늘여 스트레칭하면서 힘 조절을 통해 균형을 유지하죠. 최대한 내 몸의 센터에 집중하고, 오로지 척추와 근막에 힘을 주면서 호흡하는 운동으로 마치 음악이 흐르듯이 신체 리듬에 맞춰 몸을 움직이죠.

질문)
영스파인이 재활 운동에도 많이 사용되고 있다면서요.

문선영)
맞아요. 스포츠 선수들의 경우 음악가처럼 한두 가지 부위를 집중적으로 사용하고 반복적인 동작이 많잖아요. 그런데 가끔 다치는 경우가 있어요. 이런 경우 약물로 치료된다면 재활을 할 필요가 없죠. 하지만 항상 근본적인 원인을 해결하는 것이 중요해요. 그러기 위해서는 척추와 관절 그리고 근막과 근육부터 운동해야 해요. 그래서 재활이 필요한 경우에도 영스파인 운동을 많이 하죠.

질문)
영스파인은 누구에게 가장 효과가 있는 운동인가요?

문선영)
가장 추천하고 싶은 사람들은 바로 전문직 종사자예요. 예로 들면 의사의 경우 하루에 10시간 가까이 계속 한 자세로 쉼 없이 앉아서 환자를 진료해요. 똑같은 자세로 모니터를 보고 한쪽 팔로 마우스를 이용하며 5~10년 근무를 하는 경우가 대부분이에요. 이렇게 하면 목과 어깨 그리고 손목 등 다양한 부분에 통증이 생기게 되고 수술을 해도 근본적인 통증의 원인이 해결되지 않아요. 전문직 종사자뿐만 아니라 온종일 서서 일하거나 앉아서 일하는 일반 직장인들에게도 정말 효과가 좋아요.

건강한 육체는 영혼의 객실이요,
병약한 육체는 그 감방이다.

- 오스카 와일드(*Oscar Wilde*)

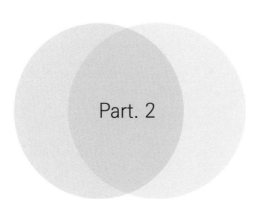

Part. 2

필라테스와 영스파인으로
몸과 마음을 치료하다

한의사도 아프면 찾는
필라테스, 영스파인

회원 : "다리가 너무 저려서 왔어요."

나　: "아, 그럼 병원에는 가보셨어요?"

회원 : "제가 한의원 원장이에요"

중년의 남성이 다리를 절면서 스튜디오를 찾아왔다. 안경에
는 먼지가 가득하고 표정은 상당히 심각해 보였다. 요즘에는
스튜디오에 남성 회원들이 늘고 있어서 그렇게 놀라지는 않
았다지만 다리를 절면서 들어오는 그를 본 순간 무조건 도와
줘야겠다고 생각했다. 교통사고나 선천적인 장애가 아니면

분명 직업적인 특성 때문에 다리가 저릴 거라고 생각했다. 한의원 원장님은 한 자세로 종일 앉아서 환자를 보기 때문에 고관절에 무리가 왔고 허리 디스크가 심해지면서 다리가 저렸던 것이다.

- 2017년 6월 22일 문선영 일기장에서

질문)
한의원 원장님께서 영스파인 스튜디오를 방문하셨네요?

문선영)
네, 저희 스튜디오를 찾아오셨어요. 우선 필라테스의 역사에 대해서 간단히 설명해 드렸어요. 필라테스의 시초는 치료와 재활에 목적이 있어요. 몸의 깨진 밸런스를 잡아주고 기초를 다시 세워주는 운동이거든요. 다리를 절면서 들어오는 원장님을 보면서 사실 마음이 참 아팠어요. 제가 첼로 연주에 평생을 바친 결과 목과 어깨 그리고 허리가 망가진 것처럼 원장님도 그러셨으니까요.

질문)

한의원 원장님과 운동은 어떻게 시작했나요?

문선영)

가장 먼저 자세를 살펴봤어요. 어깨 좌우대칭, 목의 각도 그리고 팔 길이를 확인했어요. 똑바로 서 있을 수 없는 상태였고 구부정한 자세로 들어오셨기 때문에 천천히 운동을 진행했어요. 영스파인 운동은 몸에 큰 근육을 사용해서 힘을 쓰는 운동이 아니에요. 몸의 가장 기본이 되는 관절을 늘려주고 이완시켜주는 운동에서부터 시작해요. 그래서 척추를 움직이고 이완시켜주는 기구를 먼저 사용했어요.

질문)

운동을 마치시고 나서 효과는 어땠나요?

문선영)

원장님께서는 아무리 바빠도 꼬박꼬박 주 3회 스튜디오를 방문해 일대일 수업을 하셨어요. 첫 수업을 받고 나서 어떤 느낌을 받으셨나 봐요. 나중에 저에게 '의사를 치료해주는 일을 하시네요.'라고 말씀하시더라고요. 수업을 시작한 지 2주 정도 지나자 다리에 통증이 사라지기 시작했어요. 이완된 척추와 관절을 늘려주고 제 역할을 할 수 있도록 도와드렸어요. 뼈가 바로 서게 되니 뼈를 감싸고 있는 근육들도 제자리를 찾은 것이죠. 제자리를 찾으면 혈액 순환과 신경의 움직임이 자연스러워지고 몸에 힘이 생기게 돼요. 한의원 원장님께서는 지금은 저희 스튜디오에서 가장 열심히 운동하는 회원이 되셨어요.

질문)
한의원 원장님께서 의사 지인을 많이 추천해주셨다고요?

문선영)
네, 덕분에 저희 스튜디오가 소문이 많이 났어요. 의사가 운동하는 곳이라고요. 저희는 어떤 약물이나 치료 요법을 적용하거나 가르치는 곳은 아니에요. 순수하게 운동을 하는 곳이죠. 그런데 운동의 효과가 크다 보니까 많은 회원분이 찾아오고 있어요. 의사나 전문직 종사자들이 유독 많아요. 이분들은 특히 열심히 사는 사람들이잖아요. 자기 몸 안 챙기고 일만 하다 보니까 몸이 많이 망가진 경우가 대부분이에요. 더 늦기 전에 찾아주셔서 저도 감사하고 회원분들의 만족도도 커서 보람을 느껴요.

나이가 많아도 해야 하는
필라테스, 영스파인

회원 : "원장님, 저희 어머니 좀 도와주세요."

나 : "무슨 일인가요?"

회원 : "손을 떨고 약간 기억력도 흐려지시는 것 같아요."

스튜디오에서 꾸준히 영스파인 운동을 하던 30대 여성 회원이 전화했다. 70대 어머니가 혼자 살고 계시는데 근력도 약해지고 운동 시간도 부족해지다 보니 몸이 안 좋아졌다는 것이다. 이제는 손도 가끔 떨고 약간의 기억력 상실 증세도 있는 것 같다고 한다. 어머니 이야기를 할 때면 나도 모르게 눈

물이 난다. 음악을 하면서 꼭 참고 고통을 감내해왔던 나 자신도 떠오른다. 일단 회원의 어머니에게 최대한 집중해서 도움을 드려야겠다.

- 2017년 11월 2일 문선영 일기장에서

질문)
영스파인이라는 운동을 70대도 할 수 있나요?

문선영)
그럼요. 이미 선진국은 고령화잖아요. 고령자를 위한 운동이 대중적인 문화로 자리 잡았어요. 특히 필라테스와 영스파인 운동은 고령자에게는 필수라고 할 수 있어요. 왜냐하면 무거운 중량을 드는 운동이 아니기 때문이에요. 내 몸의 뼈와 근육을 이용해서 최대한 기능을 발휘할 수 있도록 기초를 세우는 운동이에요. 나이가 많을수록 신체 부위의 통증은 심한 경우가 많고 오십견이나 허리디스크처럼 몸이 아예 굳어 버리는 경우가 있어요. 정말 조심해야 해요. 평생 비틀어진 몸으로 살아갈 수도 있답니다.

질문)

말씀을 들어보니 자세가 정말 중요하다는 생각이 들어요.
인터뷰하는 저도 자세를 바르게 해야겠어요.

문선영)

가장 기초적인 부분이 가장 중요해요. 원칙은 변하지 않잖
아요. 우리 몸도 마찬가지예요. 척추에서부터 시작하는 신
체의 모든 관절이 제 역할을 할 수 있고 바르게 설 수 있다
면 몸에 근막과 근육도 제 자리를 잡게 돼요. 이렇게 되면
몸에 에너지가 생기고 활력이 넘치게 됩니다. 신체의 어떤
부분이 눌리거나 막히면서 근육이 뭉치게 되고 통증이 생
기거든요. 이러한 부분을 마사지나 침과 약물로 치료한다
고 해도 상당히 일시적이에요. 따라서 가장 기본적인 운동
으로 몸을 원상복구 시켜야 해요.

질문)

70대 회원님과의 첫 운동은 어땠나요?

문선영)

처음에는 코칭이 쉽지 않았어요. 살면서 처음 해보는 운동

이잖아요. 익숙하지 않은 환경이라서 조금 긴장하신 것 같았어요. 저희 스튜디오에 오셔서 운동하는 회원분들을 우선 지켜보시게 했어요. 영스파인은 마치 춤을 추는 동작 같은 것도 있고 쉬워 보이는 동작도 있거든요. 그걸 보시더니 "저도 이제 해볼게요" 하시더라고요. 영스파인은 당장 무리를 주는 운동이 아니라 몸의 긴장을 풀고 이완시켜 주는 운동이기 때문에 운동이 끝나면 몸이 정말 개운해요.

질문)

몸에 많은 변화가 있었나요?

문선영)

생각보다 변화가 빨리 찾아왔어요. 손의 미세한 떨림은 결국 잘못된 자세로 인해 목과 어깨에 있는 신경이 눌리거나 손상이 생긴 경우예요. 우선 목과 어깨의 긴장을 최대한 이완하고 척추를 곧게 세울 수 있는 운동 위주로 집중했어요. 한달 정도 시간이 지나자 자세가 바르게 되면서 손 떨림 증상은 사라졌어요. 그동안 병원에 다니면서 물리치료만 수차례 받았고 수술을 권유받았는데 저희 스튜디오에

서 운동으로 몸이 좋아지니 특히 따님이 좋아하시더라고
요. 이제는 모녀가 늘 함께 운동하러 오신답니다.

전문직 종사자는 반드시
해야 하는 필라테스, 영스파인

'참 열심히 사는구나!'

스튜디오를 찾은 30대 초반의 회원을 만나서 이야기하면서 많은 것을 느꼈다. 세무사로 일하면서 야근은 물론 낮에는 영업 활동까지 해야 한다고 했다. 자기 몸 챙길 시간 없이 바쁘게 사는데 몸 상태는 엉망진창이라는 표현을 썼다. '돈 벌어서 약값 내고 있다'라는 표현이 아직도 머리에 생생히 남는다. 좀 더 사람답게 사는 방법은 없을까? 운동으로 힘이 생기고 통증이 사라져 마음이라도 편안해진다면 좋겠다. 내

일 회원들의 코칭 스케줄을 다시 한번 살펴봐야겠다.

- 2018년 2월 11일 문선영 일기장에서

질문)
전문직이라고 하면 떠오르는 단어가 '과로' 인 것 같아요.

문선영)
토머스 에디슨(Thomas A. Edison)은 생전에 이렇게 말
했다고 해요 "인생에서 실패한 사람 중 다수는 성공을 목
전에 두고도 모른 채 포기한 이들이다" 건강도 비슷한 거
같아요. 요즘에는 전문직을 따로 나눌 필요가 없는 것 같
아요. 왜냐하면 워낙 경기가 안 좋고 경쟁이 치열하다 보
니 열심히 살지 않는 사람이 없어요. 그나마 시간을 내서
헬스를 다닌다거나 골프를 배운다고 하는데 사실 이런 운
동은 오히려 몸에 무리가 가는 운동이라고 할 수 있어요.
특히 전문직 종사자들은 장시간 근무를 하면서 목, 어깨,
손목 그리고 허리와 골반에까지 무리를 주고 있어요. 제때
풀어주고 이완시켜 주면 좋은데 그렇게 못하잖아요. 그리고

업무에 신경을 많이 쓰다 보니 날카로운 분들이 많으세요.

질문)
몸도 마음도 많이 경직되는 것 같아요.

문선영)
그렇죠. 외국속담에도 있는 유명한 명언이고 제가 좋아
하는 '건강한 신체에 건강한 정신이 깃든다(Sound body
Sound mind)'는 말이 있잖아요. 자신이 가지고 있는 자
산 중에 가장 비싸고 유한하고 중요한 자산은 바로 '나 자
신'이에요. 가장 소중히 다뤄야 할 존재죠. 필라테스와 영
스파인 운동을 하면 요가운동 효과인 심신 안정과 편안함
을 얻을 수 있고, 자신의 몸을 이용한 운동을 통해 근육의
피로를 풀고 오히려 힘이 생기게 돼요. 몸이 굳어 있으면
생각도 굳어지는 것 같아요.

질문)

현악기 연주자들은 특히나 턱관절 장애를 많이 겪는다는 이야기를 들었어요

문선영)

네. 맞아요. 무대 위에서 아름다운 선율을 선사하는 연주는 관객에게 큰 감동을 줍니다. 그런데 정작 연주자들은 관객들이 알지 못하는 직업병에 시달리며 극심한 통증에 시달리는 경우가 많아요. 저 또한 첼로를 한 자세로 평생 하다 보니 저와 같은 첼로 연주자뿐만이 아니라 바이올린, 비올라 등 현악기 연주자들과 가야금, 거문고, 해금, 아쟁 등을 연주하는 연주자·전공 학생들에게 가장 잘 나타나는 직업병이 턱관절 장애입니다. 사실 이러한 턱관절 장애에 대해서는 어느 정도 인지하고 있지만 이게 큰 병으로 바뀔 거라는 생각은 거의 못 하고 있죠. 악관절이라고도 불리는 턱관절 장애는 그 증상이 어깨와 목덜미의 근육통으로 번질 수 있으며 심각한 두통의 원인이 되기도 하지요. 턱관절이 턱뼈와 머리뼈 사이에 위치하며 두 뼈를 연결해주는 역할을 하고, 모든 턱 운동의 중심축 역할을 하기 때문입니다. 턱관절 장애가 발생하면 관련된 근육과 인대의 통증

은 물론 입을 벌리고 닫는 기본적인 기능조차도 어려워지게 된다고 하네요.

질문)
왜 이런 병이 생기는 걸까요?

문선영)
연주자들에게 턱관절 장애가 나타나게 된 원인은 연주 자세에서 찾을 수 있습니다. 같은 자세를 오랫동안 유지해야 한다는 점이 특히 위험요소가 되는 것이더라고요. 한쪽으로 거의 10시간 이상 매일 고개를 돌린 상태이거나 어깨의 균형이 맞지 않고, 허리에 무리를 주는 자세를 연주가 끝날 때까지 긴장하며 유지해야 하는 연주자들에게 턱관절 장애가 나타나는 건데 이는 경추와 척추를 휘게 하고, 어깨의 높낮이를 다르게 변형시키는 등 체형의 변화를 일으키게 됩니다. 비단 악기 연주자들뿐만 아니라 오랜 시간 앉아서 업무를 해야 하는 직장인이나 학생들에게도 턱관절 문제는 빈번하게 발생하고 있습니다. 즉, 한 자세로 오랜 시간 있어야 하는 분들에게는 어쩔 수 없이 나타나는 현상이라고 볼 수 있죠.

질문)
대표님, 음악을 하실 때도 다양한 운동을 경험하셨다면서요?

문선영)
저는 다양한 가능성을 항상 열어두며 움직이는 성격이에요. 틀에 박힌 억압적인 분위기에서는 힘이 안 나요. 그래서 음악 활동을 할 때도 요가, 헬스, 러닝, 골프, 라켓볼, 수영 등 다양한 운동을 했죠. 그런데 영스파인을 접한 뒤로 다른 모든 운동을 접었어요. 이만한 운동이 없더라고요. 기구를 활용해서 신체의 움직임을 자유롭게 표현할 수 있어서 사람들이 마치 '한편의 공연'을 보는 듯하다고 해요. 단순한 기구를 활용해서 하는 운동인데 몸의 힘을 최대한 빼면서 코어를 강화하기 때문에 아주 유연하고 자연스럽게 보여요.

질문)
필라테스와 영스파인을 만나지 못했다면
첼로를 그만두셨겠어요?

문선영)
천만다행이죠. 의사 선생님께서 음악을 그만둬야 한다는
말씀이 아직 가슴에 남아 있어요. 얼마나 큰 상처이고 아
픔인지요. 저는 전문직 종사자들에게 직업을 그만둬야 문
제가 해결된다고 이야기하지 않아요. 수술 없이 기능 개선
과 재활을 할 수 있다는 것을 제가 직접 경험했잖아요. 저
도 회원분들께 좋은 교육을 해드리기 위해서 다양한 연수
과정을 이수했어요. 의사는 아니지만 제가 경험한·운동의
효과를 많은 사람에게 알리고 싶어요. 그래서 지금도 계속
공부하고 연구하고 있습니다.

질문)
요즘은 전문직 이외에도 다양한 회원분들이 스튜디오를
찾고 있다면서요?

문선영)

사실 초반에는 전문직 종사자들이 많았어요. 지금은 정말 다양해요. 의사 선생님께서 운동하고 나서 효과가 있으니 근처 동료 의사 선생님을 추천해 주셨어요. 운동하다가 효과가 있으니 사업을 하는 남편분을 데리고 오시는 분도 있었고요. 지금은 20대 초반부터 출산한 여성 그리고 70대까지 남녀 구분 없이 스튜디오를 찾아오고 계세요. 영스파인 운동은 장시간 의자에 앉아서 생활하는 사람, 그리고 종일 서서 일하는 사람들에게 필요해요. 똑같은 동작을 계속 반복하는 일을 할 때에 한쪽 근육만을 사용하기 때문에 이런 분들에게도 효과가 더 크다고 할 수 있어요.

질문)

연주자분들이 정말 그렇게 많은 병을 가지고 있나요?

문선영)

현재 연주를 하고 있든 그렇지 않든 대부분 사람은 한 번쯤은 모든 관심을 받으며 무대 위에 서 있는 자기 자신을 상상해 봤을 것입니다. 화려하고, 아름답기만 할 것 같은 연주자, 하지만 그 뒤에 따라다니고 있는 연주자들의 직업병은 생각하지 못했을 거예요. 사실, 주위에 전문연주자들이 있다면 그들로부터 허리, 어깨, 목, 팔, 손가락이 아프다는 이야기를 들어봤을 것입니다.

어렸을 때부터 같은 자세로 수많은 시간을 보내고, 오디션, 연주 등을 앞두고는 긴 시간 연습에 매진하다 보면, 통증도 당연하다고 받아들이면서, 간단히 처치할 수 있는 마사지, 침 등의 시술로 잠깐이라도 고통에서 벗어나는 것에 만족할 수밖에 없죠. 계속되는 연주와 오디션 등은 이들이 그 고통에서 벗어나는 것을 불가능하게 합니다.

하지만 일주일에 2~3시간 나를 위해 조금만 투자한다면, 내가 생각지 못한 효과로 인해 더 아름다운 음색, 풍부한 음악을 만들 수 있어요. 현악기 연주자들이 어렸을 때부터 연습을 위해 취해 온 올바르지 못한 자세 탓에 그들의 골반과 척추는 계속 망가지고 있어요. 한 자세로 오랜 시간 동안 연습하면서 골반과 척추 비대칭이 시작되기 시작하죠. 어깨, 목, 팔까지 많은 고통이 뒤따라옵니다. 하지만, 신체의 중심인 척추를 똑바로 세우기 위한 영스파인으로 우리 몸의 밸런스를 찾아가면 더 좋은, 깊이 있는 음색을 만들 수 있고, 더불어 집중력도 강화되며 호흡이 이끄는 몸의 리듬에 따라 더 좋은 리듬감이 생깁니다.

모든 것을 할 수 있는 영스파인 운동법, 이것을 음악인에게 추천하는 이유는 저 역시 어렸을 때부터 첼로를 하면서, 몸이 많이 망가졌고 어느 순간 어깨와 허리 통증이 시작되면서부터 연주가 즐겁지만은 않았던 경험이 있기 때문이에요. 제가 사랑하는 연주가 오히려 더 고통스러울 때가 많았기 때문입니다.

하지만 영스파인 운동법으로 인해 음악엔 더 많은 깊이가 생겨났고, 몸에 리듬감이 생겼으며, 더 깊은 집중력으로 인해 또다시 내 음악을 즐길 수 있게 되었죠. 저와 같은 많은 연주자가 영스파인 운동법으로 또다른 자유를 느끼고 음악에 깊이를 더해 가기를 바라는 마음으로 영스파인을 널리 알리고 싶어요.

학식도 미덕도
건강이 없으면 퇴색한다.

- 몽테뉴(*Montaigne*)

Part. 3

필라테스와
영스파인 운동으로
건강 먼저 챙겨라

필라테스와
영스파인 운동이란

질문)
대표님, 필라테스는 어떤 운동인가요?

문선영)
필라테스는 동양의 요가와 서양의 양생법을 접목하여 만든 반복적인 신체 운동이에요. 반복적인 움직임으로 근육에 큰 힘을 쓰지 않고도 근육을 강화할 수 있는 운동으로 전 세계적으로 인기를 끌고 있어요. 필라테스는 분명히 신체 운동이긴 하지만 일부 정신적인 수양 측면도 갖추고 있는 아주 훌륭한 운동이에요.

질문)
그렇군요. 필라테스의 역사가 상당히 길다고 들었어요.

문선영)
네. 필라테스는 1880년대 독일의 작은 마을에서 태어난 조셉 필라테스가 처음 창안한 운동법이에요. 사실 운동이라고 하기보다는 재활 프로그램에 가까워요. 조셉은 어려서부터 다양한 운동을 시작했는데 전쟁으로 인해서 영국군에게 잡혀 수용소에 갇히게 되었어요.

그때 매트 한 장 깔아 놓고 하던 운동이 전쟁에서 다친 군인들 재활 운동으로까지 발전하게 되었고 기존의 건강, 보디빌딩 프로그램을 체계화해서 당시 치명적이었던 유행성 바이러스 감염으로부터 수용자들을 지킬 수 있었습니다. 시간이 흘러 다양한 기구와 동작을 개발하여 현재까지 발전이 된 거예요.

질문)

조셉은 이때부터 본격적으로 필라테스를 연구하게 된 거네요.

문선영)

전쟁이 끝나자 독일에서는 조셉에게 돌아오라는 요청을 했어요. 전쟁 군인들의 재활 치료를 본격적으로 해달라는 취지였죠. 그런데 조셉은 독일이 아닌 미국으로 향했어요. 미국에서 '조절학(Contrology)'이라는 이름으로 스튜디오를 오픈하게 됩니다. 스튜디오는 필라테스 운동하는 곳을 말해요.

질문)

그럼 필라테스는 외모를 가꾸는 운동이 아니라 처음에 재활 운동으로 시작된 거군요.

문선영)

맞아요. 현대에 필라테스라고 하면 예쁘고 날씬한 여성들의 운동으로 느껴지겠지만 사실은 아니에요. 누구나 할 수 있는 아주 간단한 운동 방법이에요. 다양한 기구와 자신의 몸무게를 이용한 중력 운동이기 때문에 방법만 안다면 간편하게 할 수 있어요. 특히 유연성이 떨어지는 남성들에게도 상당히 인기가 있어요.

질문)
똑같은 자세로 오래 있으면 목도 뻐근하고 어깨도 뭉치는 것 같아요.

문선영)
그렇죠. 같은 자세로 오래 앉아 있으며 근섬유가 짧아지고 단단하게 돼요. 그래서 뭉쳤다는 표현을 주로 하잖아요. 몸의 중심인 척추 바로 옆에 근막이 있어요. 근막의 콜라겐 성분과 엘라스틴 성분이 한쪽으로 쏠리게 되면 피부와 근육이 움직이기 어려운 상태가 되죠. 이러한 상태가 지속되면 근육통이 발생하게 되고 근육의 힘과 유연성이 뚝 떨어지기 시작합니다. 그래서 나중에 오십견이 오거나 다리가 불편한 상황까지 올 수 있어요.

질문)

이럴 때 일반적으로 가장 쉽게 할 수 있는 게 스트레칭이
잖아요?

문선영)

그런데 일반 스트레칭과 근막 스트레칭은 큰 차이가 있어
요. 일반적인 스트레칭은 한쪽으로 주욱 잡아당기거나 늘
이는 동작이에요. 그런데 근막 스트레칭은 '서로 다른 방
향'으로 근막을 늘인다는 점이에요. 몸에 있는 일반적인
근육을 늘이고 이완시키는 것이 아니라 척추를 감싸고 있
는 근막을 서로 다른 방향으로 늘려줘서 꼬임과 뒤틀림을
원상태로 되돌려 놓는 동작을 반복하는 거예요.

질문)

그럼 흔히 '담' 걸렸다는 표현을 하는 것이 이런 근막에 문
제가 생긴 건가요?

문선영)

그렇죠. 몸의 근섬유를 한 올 한 올 덮고 있는 부분이 근

막이라고 생각하면 돼요. 근육을 둘러싸고 있는 근막이 압박을 받거나 짧아지게 되면 뭉치게 되고 통증이 생겨요. 전문용어로는 근막통증증후군(Myofascial Pain Syndrome)이라고 하고 흔히 '담'이라고 해요. 요즘 현대인들에게 가장 많이 발생하는 질환이죠.

질문)
대표님, 요가와 필라테스는 같은 운동으로 봐야 하나요?

문선영)
필라테스가 처음인 사람들은 이런 질문을 많이 해요. 요가는 스트레칭과 명상 위주의 운동이죠. 신체의 각 부위를 늘려주고 이완시켜 주는 동작이 대부분이에요. 저도 요가를 오래 해왔지만 요가는 뭉친 근육과 뻣뻣한 관절을 부드럽게 풀어줘서 혈액순환을 돕는 운동이라고 이해하면 돼요. 필라테스는 여러 가지 도구와 기구를 사용해서 동작을 반복하면서 근력을 키우고 자세를 교정하며 심폐기능을 강화하는 운동이에요. 몸에 중성지방이 많아서 지질대사에 이상이 있는 경우에는 과격한 운동보다는 적당한 강도

의 운동이 필요해요. 필라테스는 근력 강화와 유산소 운동
의 기능이 함께 있기 때문에 심혈관 질환 예방에도 탁월해요.

이 순간 살아 있음에
모든 삶의 축복에 대한
경외심을 느끼곤 합니다

– 오프라 윈프리 (Oprah Winfrey)

가볍게 시작할 수 있는
8가지 운동 동작

아침을 열어주는
어웨이큰(Awaken)

내 몸의 온도가 0.2도 ~ 0.5도 정도만 올라가도 면역력이
많이 좋아진다. 그로 인해 질병들이나 암과 같은 큰 병이
예방되기도 한다. 스트레스를 받으면 체온이 내려가고 림
프구가 감소하면서 체온은 더 내려간다. 아침에 일어나 바
로 활동을 시작하기보다 내 몸의 모든 관절, 근육들을 일
깨워주면서 호흡하면 내 몸의 온도가 올라간다. 앞으로 소
개할 내용을 통해 활력 넘치는 몸과 마음으로 하루를 시작
할 수 있다.

Awaken

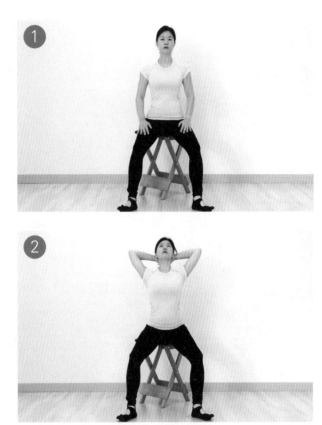

1) 의자에 앉아서 코로 마시고 입으로 내쉬는 호흡을 하면서 나의 마음과 몸을 최대한 편안한 상태로 둔다. 몸이 편안한 상태가 되었으면 골반을 앞뒤로, 양옆으로 가볍게 움직여 본다. 이 동작은 뒤쪽에 나오게 될 Pelvic Clock을 앉아서 하는 동작이다. 우리가 운전할 때 차에 먼저 시동을 건 후 출발하는 것처럼 Pelvic Clock은 몸을 움직이기 전에 내 몸에 시동을 거는 동작으로 생각하면 된다.

Awaken

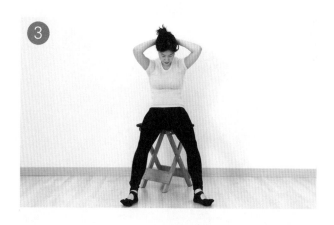

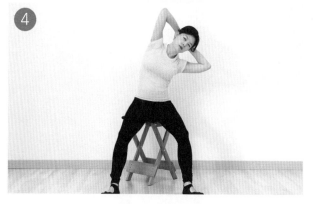

2) 두 손은 머리 뒤에 깍지를 끼고 뒷목을 늘린 후, 척추를 최대한 신전시켜본다.

3) 척추를 최대한 굴곡을 주면서 내 척추 사이의 공간을 늘려준다.

4) 5) 내 척추를 옆으로 움직인다. 발은 바닥을 더 누르며, 엉덩이는 의자에서 떨어지지 않게 하고, 갈비뼈를 천장 방향으로 밀어내면서 갈비뼈 사이의 간격을 최대한 확장시킨다.

Awaken

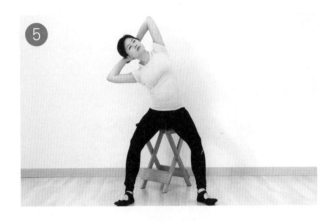

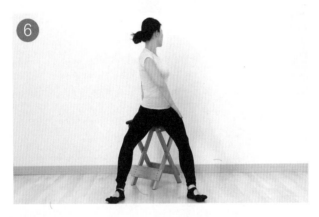

6) 척추를 로테이션시킨다. 이때 골반에서부터 로테이션이 시작되고, 갈비뼈, 어깨 순으로 로테이션 된다. 키가 계속 커지는 느낌으로 동작을 한다. 이때 마지막에 시선을 조금 더 뒤쪽으로 보면 더 많은 로테이션을 할 수가 있다.

고관절 유연성
향상을 통한 허리 통증 감소
Pelvic Clock

펠빅 클락을 통하여 장요근 스트레치를 하기 전에 골반을 유연하게 풀어준다. 그리고 출산 후 골반이 틀어졌을 때 이 운동을 통하여 골반을 교정할 수 있다. 골반의 움직임이 어떤 것인지 먼저 인지하기 위하여 내 몸의 움직임에 귀를 기울이면서 동작을 한다. 골반을 아래, 위, 옆, 대각선, 써클, 이렇게 움직여 주는 것만으로도 허리를 둘러싼 근육들을 부드럽게 해주고, 고관절의 유연성을 증가시킴으로써 허리 통증을 감소시킬 수 있다. 골반의 움직임을

인지하며, 골반이 교정되는 효과도 있다. 이러한 움직임을
통해 골반의 중립을 찾고 가장 이상적인 자세로 만들 수
있다.

Pelvic Clock

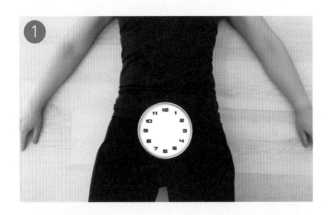

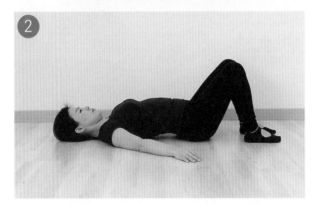

1 시계가 내 골반 위에 있다고 상상한다. 시계의 가장자리에 있는 숫자를 생각하며 골반을 움직인다.

2 마시는 호흡에 꼬리뼈를 바닥으로 누른다. (6시방향) 이때 내 척추가 더 길어지는 것을 느껴본다.

3 내쉬는 호흡에 배꼽으로 바닥을 누른다.(12시방향) 엉덩이에 힘이

Pelvic Clock

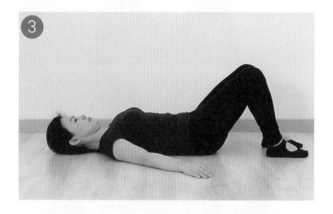

들어가면서 꼬리뼈가 바닥에서 살짝 떨어진다. 골반 위의 시계가 3시, 9시 방향으로 옆으로도 움직여본다. 이렇게 대각선 방향으로도 움직여본다. 여러 방향으로 각각 4번씩 움직여 본 후, 골반으로 써클을 그린다. 내 골반 위에 시계 가장자리의 숫자를 다 지나갈 수 있게 시계방향, 반시계방향으로 각각 4번씩 그린다. 다 그렸으면 골반에 힘을 완전히 빼고 바닥에서 골반을 1cm만 들어서 가볍게 바닥을 툭툭 털면서 골반의 긴장감을 풀어낸다.

허리 통증을 완화하기 위한
장요근 스트레치 (Psoas)

장요근(Psoas)은 척추에서부터 대퇴골까지 내려오는 근육이다. 이 근육은 요통을 유발하는 근육으로 골반 깊숙이 있으며 우리 몸의 상체와 하체를 연결해주는 중요한 근육이다. 이 근육은 골반이 틀어지는 것만으로도 수축하게 되는데 장요근의 수축은 주요 혈관, 신경, 림프 순환에도 영향을 미친다. 특히 허리 통증이 있으신 분들은 허리를 굽히거나 펼 때 장요근이란 근육이 약해지고 수축이 되어 있다. 그래서 허리를 굽혔다가 폈다 할 때 장요근을 쓰지 않고, 허리의 다른 근육들이 사용된다. 그로 인해서 허리 근육에 무리가 가면서 허리 통증이 생겨나기 시작한다. 수축하여 있는 장요근을 늘이면 허리 통증이 완화될 수 있다. 허리 통증이 있거나 장시간 오래 앉아서 일하거나, 장시간 운전을 많이 하시는 분들은 이 근육을 사용하지 않기 때문에 점점 약해지고 수축한다. 또한 이 운동은 다리가 자주 붓고 하체 비만이신 분, 생리통이 심하신 분들에게도 좋다. 장요근 스트레치는 일상생활 속에서 틈틈이 시간을 내어 많이 하면 할수록 좋은 동작이다.

Psoas

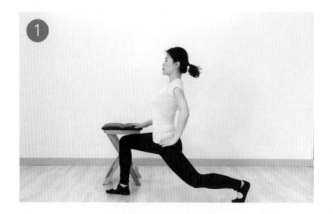

1 두 다리는 골반 너비로 서서 한쪽 다리는 뒤쪽으로 보낸다. 런지의
자세보다 다리의 간격을 더 넓게 만든다. 앞에 있는 발은 약간 턴 아
웃하여 무릎이 살짝 바깥으로 나가게 한다. 골반의 중립을 유지한 상
태에서 내쉬는 호흡에 골반을 바닥으로 눌러주면서 장요근을 스트레
칭하면서 10초간 홀딩, 마시는 호흡에 잠시 돌아왔다가 이 동작을 4

Psoas

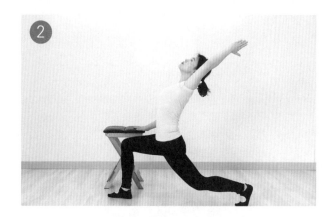

번 반복한 후 마지막에는 30초간 홀딩한다. 반대쪽도 같은 방법으로 한다.

2 장요근을 스트레치 하고 난 후, 이제 척추를 같이 스트레칭 한다. 내쉬는 호흡에 골반을 바닥으로 누르면서 척추를 신전시키면서 팔을 뒤쪽으로 같이 신전시킨다. 팔을 이용하여 내 척추와 복부까지 같이 스트레칭 될 수 있게 한다. 같은 방법으로 4번 반복 후 마지막에 30초 홀딩한다.

각자의 건강에 주의하라.
사려분별이 있는 인간이 운동과 식사문제에 주의해서
무엇이 자기에게 좋고,
무엇이 자기에게 나쁜 것인가 하는 것을
의사 이상으로 잘 알아야 한다.

– 소크라테스 (Socrates)

척추의 가동성과
척추 분절을 통한
척추 인지 능력 향상
Bridging

척추의 가동성과 척추 분절을 통한 척추 인지 능력 향상을 위한 브릿징은 내 척추와 골반의 움직임과 자세를 인지하는데 효과적인 동작이다. 브릿징을 통하여 내 몸의 중심, 척추와 골반이 어떻게 움직이고 있는지 알 수 있으며 척추의 가동성, 힙의 가동성과 함께 햄스트링을 강화하는데 좋다.

이 동작은 전신 운동이라고도 할 수 있는데, 내 몸의 앞면과 뒷면을 길게 늘여주고 전신의 근육을 다 사용한다.

특히 척추기립근과 둔근을 발달시키는데 좋은 동작이다.

Bridging

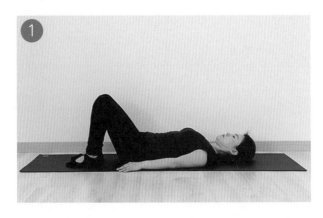

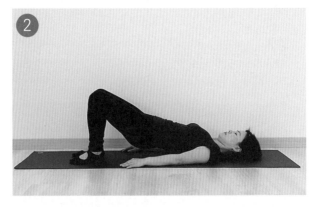

1 골반은 중립상태로 두 다리는 골반 너비를 하고 바닥에 눕는다.

2 마시는 호흡에 꼬리뼈를 바닥으로 내쉬는 호흡에 배꼽을 바닥으로 누르면서 골반을 들어올린다. 이때 발은 바닥을 지그시 눌러주고, 허벅지 앞쪽을 늘이면서 골반을 반만 들어 올린다.

3 이제는 골반을 완전히 들어 올려 본다. 이때, 허벅지, 엉덩이 쪽에

Bridging

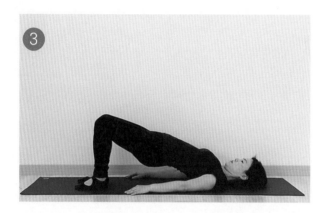

자극이 오는지 느껴본다. 내 무릎이 바깥으로 벌어지지 않게 주의하고, 발바닥이 뜨지 않게 한다. 허벅지 안쪽의 근육이 사용되는 것을 느끼기 위해서는 발바닥은 바닥에 붙여놓고, 발가락은 바닥에서 떨어뜨린다. 그리고 엄지발가락만 바닥으로 누른다. 그러면 허벅지 안쪽까지 자극이 오는 것이 느껴진다. 골반이 위로 올라갔을 때 3초 정도 유지하고, 내쉬는 호흡에 척추를 분절하면서 내려온다. 이 동작을 8번 반복하고, 마지막에는 골반이 올라간 상태에서 10초간 유지한 후, 내려온다.

허리 통증 완화와
골반 교정을 위한
Standing Hip Stretch

스탠딩 힙 스트레치는 필라테스 기구 중 리포머라는 기구를 이용해서 하는 동작으로 장요근을 더 효과적으로 늘릴 수 있는 동작이다. 햄스트링은 허벅지 뒤쪽에 있는 근육으로 대퇴골과 무릎관절을 안정시키는 역할을 하는데 햄스트링이 약하면 골반전방경사, 강하면 골반 후방경사가 나타나므로 그 밸런스가 중요하다. 이 동작은 햄스트링을 균형 있게 발달시켜 골반 교정의 효과를 주고, 장요근 스트레치를 통해 허리 디스크에도 도움이 된다.

Standing
Hip Stretch

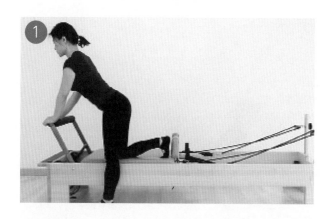

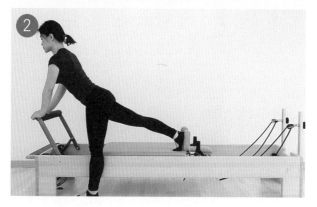

1 두 허벅지를 나란하게 놓고 다리의 정렬을 맞추어 선다. 어깨에 힘이 들어가지 않게 두 손은 풋바 위에 올리고 손을 위에서 아래로 누르지 말고, 손을 앞으로 가볍게 밀어주면서 동작을 한다.

2 발가락은 숄더패드에서 5cm정도 앞에 두고, 발뒤꿈치를 숄더패드에 놓는다. 이는 발뒤꿈치로 캐리지를 밀어줘서 장요근을 더 효율적으로 스트레칭 하기 위함이다. 캐리지 위에 있는 다리는 펴고 골반의

Standing
Hip Stretch

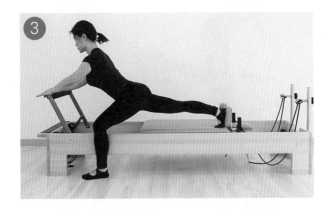

중립을 유지하면서 동작을 한다.

3 내쉬는 호흡에 캐리지 위에 있는 다리를 뒤쪽으로 밀어준다. 서 있는 다리는 허벅지 앞쪽을 길게 늘이면서 무릎을 굽힌다. 이때 발목 위에 무릎이 올 수 있게 한다. 캐리지 위의 발뒤꿈치를 더 밀어내면, 그 다리의 고관절굴근이 더 많이 펴지면서 허벅지가 천장 위로 더 올라가게 되는데 이럴수록 장요근이 더 효과적으로 스트레칭 된다. 중립을 유지하면서 동작을 한다.

척추와 어깨의
유동성 강화를 위한
Book Opening

북 오프닝은 장시간 컴퓨터를 사용하거나 한쪽을 과다하게 사용한 경우 어깨의 결림, 통증이 느껴질 때 하면 좋은 동작이다. 어깨의 상완골두를 유연하게 풀어냄과 동시에 척추의 유연성 향상을 통해 자세를 바르게 잡아준다. 특히, 어깨 관절이 안 좋은 경우, 어깨만 움직이는 동작보다는 흉추의 가동성을 발달시켜야 어깨의 결림이나 통증이 사라진다. 즉 척추의 전체적인 움직임을 통해 척추의 로테이션 동작을 많이 하는 것을 추천한다.

Book Opening

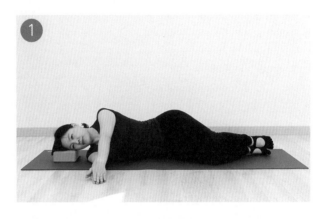

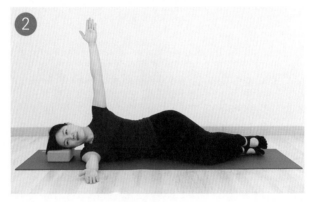

1 옆으로 누워서 몸의 정렬을 맞춘다. 두 손바닥을 붙여준다.
2 마시는 호흡에 손을 위로 올린다.

Book Opening

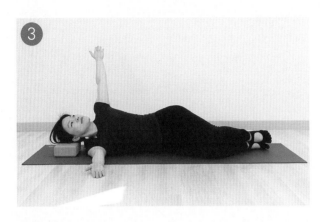

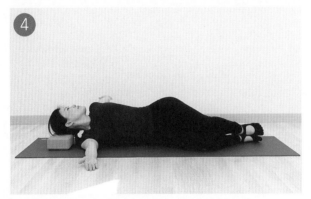

3 내쉬는 호흡에 뒤쪽으로 팔을 넘긴다. 이때 골반이 따라가지 않게
중립을 유지한다.

4 이제는 필요에 따라 몸을 편안하게 한 상태에서 더 많이 넘겨본다.
이때는 골반이 따라갈 수 있게 몸에 힘을 빼본다. 이제 팔이 머리 위
를 지나 뒤쪽 허벅지를 지나 제자리로 올 수 있게 서클을 각각의 방향
으로 4번씩 돌린다.

골반 교정을 위한
Single Leg Circle

싱글 레그 써클은 고관절의 분리를 통해 코어의 인지 능력과 몸통의 안정성을 향상하는 동작이다. 고관절은 골반과 대퇴골을 연결하는 관절인데 고관절이 유연하지 못하면 우리는 일상생활에서 잘못된 자세로 걷게 되고 결국, 몸의 균형이 흐트러지게 된다. 이로 인해 허리 통증과 목에 무리가 올 수 있다. 이럴 때는 상체를 사용하지 않고, 다리를 움직이는 고관절 분리 운동을 통하여 다리를 사용하는

법을 익혀 보행 능력을 향상할 수 있다. 또한 복부를 강화함으로써 몸통의 안정성을 향상할 수 있다.

Single Leg Circle

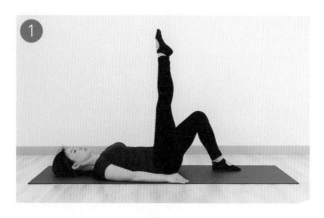

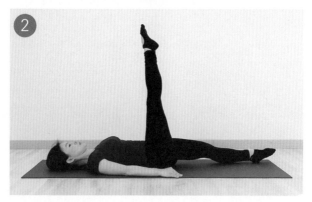

1 한쪽 무릎을 굽히고, 반대쪽 다리는 들어 골반의 중립을 유지하면서 서클을 그린다. 처음엔 작게 그리기 시작하여 점점 익숙해지면 더 크게 그린다.

2 무릎을 굽히고 하는 것이 익숙해지면 2처럼 다리를 펴고 그려본다. 고관절의 유연성을 향상하는 동작으로 골반의 중립이 무너지지 않게

Single Leg Circle

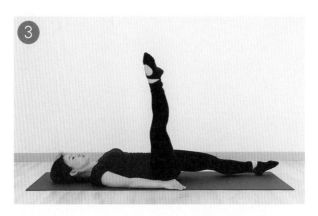

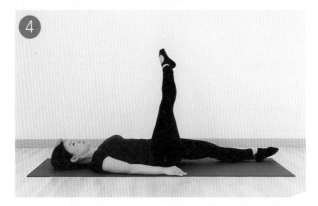

주의하며 동작을 한다. 처음엔 방향에서 동전을 그린다고 생각하면서 작은 원을 그렸다가, 다리 전체를 이용하며 크게 그린다. 골반이 교정되는 것을 기대할 수 있다.

척추 협착증에 좋은
Short Spine

척추 협착증은 척추뼈 사이에 있는 척추관이 여러 가지 이유에 의해 좁아져서 그 속을 지나가는 신경을 압박하여 발생하는 질환이다. 그리고 나이가 들면서 발생하는 퇴행성 작용도 해당한다.

척추 협착증은 허리디스크와 같이 허리 통증은 같이 오지만 주요 증상은 반대로 나타난다. 허리를 젖힐 때 통증이 심하고 다리 통증, 저림 현상이 나타난다. 척추 협착증의 경우, 척추 사이의 공간을 늘이는 동작을 하면 효과적이다. Short Spine은 리포머를 이용하여 척추 사이의 공간을 효과적으로 늘릴 수 있는 동작이다. 코어 컨트롤을 이용하여 이 동작을 할 수 있다. 처음 운동을 할 때 근력이 부족해서 코어를 잡기 힘들 경우, Short spine 대신 영스파인을 이용하여 근력이 없어도 효과적으로 척추의 공간을 늘릴 수 있게 한다.

Short Spine

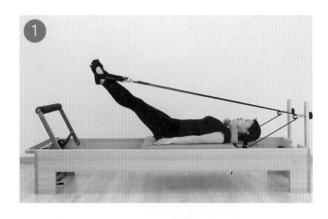

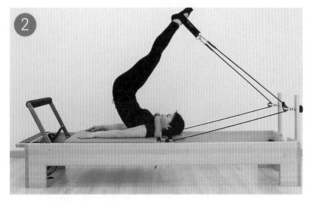

1 리포머에 눕는다. 근력이 부족할 경우 스프링을 강하게 걸면 동작을 더 쉽게 할 수 있다. 두 발에 스트랩을 걸고 두 다리는 45도 각도이다.

2 두 다리는 90도를 지나 머리 뒤쪽으로 보내면서 어깨로 선다. 스프링의 저항을 이용한다.

Short Spine

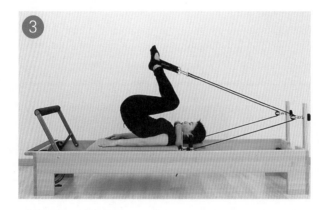

팔뚝으로 바닥을 지탱하고, 허벅지와 엉덩이, 복부의 힘을 사용한다.
3 발은 필라테스 V로 만들고, 두 무릎을 가슴 앞으로 가져와 바닥과
허벅지가 평행을 이루게 한다. 다리는 다이아몬드를 만들고, 무릎의
각도는 90도를 유지한다. 다리 각도를 유지하면서 척추분절과 코어
컨트롤을 통하여 척추 사이의 공간을 늘리면서 내려온다.

몸을 잘 돌보고 조심해서 다루라.
사람의 몸은 여분이 없다.
그러니 평소 부지런히 운동도 하고
잘 먹어 두어야 한다.

– 앤드류 매튜스 (Andrew Matthews)

Part. 4

미래를 들이마시고,
과거를 내쉬세요.

영스파인 운동이란

질문)

대표님, 영스파인은 어떤 운동인가요?

문선영) ㅉㅉ

영스파인은 필라테스와 약간 다른 방식으로 접근한 재활 운동이에요. 몸의 척추 운동을 바탕으로 몸의 전후, 좌우, 사선, 원형 등 척추의 여러 가지 방향으로 동작을 반복하여 신체를 단련시키는 운동이에요. 신체 교정 시스템과 영스파인의 독특한 운동은 무용수, 발레 댄서들에게도 효과적인 운동입니다.

신체 근육을 길게 늘이고 이완시키는 운동이다 보니 유명 연예인들의 비밀 운동이라는 소문도 있죠. 그만큼 운동 효과가 탁월하다고 할 수 있어요.

질문)
얼마 전 유명 연예인이 TV에 나와서 영스파인과 비슷한 운동하는 모습이 방영되었어요.

문선영)
저도 봤어요. 우아한 춤동작을 보듯 아주 유연한 움직임에 초점을 맞춘 운동이에요. 몸에 중심이 되는 척추를 바로 세우고 몸의 관절 하나하나를 늘리고 이완시켜 주는 운동이기 때문에 격렬하지 않고 부드러워요. 그래서 재활 치료에 가장 많이 적용되고 있죠. 영스파인은 운동선수, 무용수, 발레리나, 골프선수 그리고 임산부와 고령층까지 할 수 있는 운동이에요.

질문)

영스파인 운동만의 특징은 무엇인가요?

문선영)

영스파인은 다른 운동방법과 조금 달라요. 일단 불필요한 근육을 최대한 사용하지 않고 적은 에너지만을 사용하여 유연성과 체력을 동시에 키워주는 운동이에요. 또한, 평소 잘 사용하지 않는 근육을 활성화해서 몸의 균형을 잡아줘요. 따라서 신체의 움직이는 범위가 넓어지게 되고 운동기능이 향상되죠.

질문)

재활 프로그램으로 이해할 수 있겠네요. 그런데 일반인도 할 수 있는 운동인가요?

문선영)

물론이죠. 사실 현대인들은 큰 통증과 고통에 시달리고 있어요. 과거와 비교하면 몸을 덜 움직이고 각종 편의 장비에 의존하기 때문에 수명은 늘어났지만, 건강은 좋지 않은 상태로 오래 살아가게 돼요. 그래서 일반인들은 거북목 증상, 어깨 결림 및 오십견 통증, 그리고 허리디스크 등 다양한 질환과 통증에 대한 치료와 사전 예방 차원에서 운동을 많이 해요. 저희 스튜디오를 찾는 회원분들은 필라테스와 영스파인 운동을 병행해서 하고 계세요. 두 가지 운동은 서로 궁합이 잘 맞아서 적극 추천해 드려요.

질문)
영스파인을 시작하기 위한 신체 준비가 있을까요?

문선영)
집에서든 스튜디오에서든 피트니스를 정기적으로 실천하는 사람들은 보통 더 나은 자세를 가지게 돼요. 게다가 영스파인을 하면 할수록 일상생활 속에서도 신체가 잘 정렬되어 있다는 게 느껴집니다. 또한 영스파인 운동은 깊은 측면 호흡법에 대한 인지를 높여주며 호흡이 갈비뼈 옆으로 흐르게끔 변합니다. 이는 더 효율적인 움직임을 가능하게 해주며 보다 나은 혈액 순환, 에너지, 스태미나 그리고 활력을 불어넣어 줍니다.

질문)

영스파인의 구성요소에는 무엇이 있나요?

문선영)

영스파인 기법은 원칙을 기반으로 생각하면 됩니다. 중심화, 조절, 흐름, 호흡, 정확성, 집중이 대표적인 기법입니다. 영스파인 원칙에 대한 실용적 지식은 정신과 인체를 연결하는 것에 대한 지각과 지능을 불어넣는 데에 도움을 주며, 이는 훈련의 빠른 효율성으로 이어집니다.

■ 중심화

신체의 모든 움직임은 파워하우스에서 우리의 팔다리로 이어집니다. 일반적으로 파워하우스는 근육과 요추(갈비뼈 아랫부분에서부터 엉덩이 사이)를 말하는데요. 중심을 잡는 것은 파워하우스에 대한 인지를 하며 그 중심에 있는 코어에서부터 동작이 시작되는 것을 의미합니다. 코어는 복부, 등, 하부, 골반 그리고 엉덩이를 의미합니다.

■ 조절

조절이란 운동을 왜, 언제, 어디서, 어떻게 그리고 무엇으로 하는가에 대해 인지하는 것입니다. 신체 부위들을 잘못된 자세로 정렬하게 되면 뼈, 관절, 근육 그리고 인대에 무리한 힘이 가해집니다. 조절된 운동은 바른 자세, 힘, 스태미나, 유연성을 발달시키는 데 좋으며, 움직임을 쉽게 해 줍니다. 이것으로 인해 우리는 우리 몸의 균형을 바로잡을 수 있습니다. 조절은 우리가 운동을 시작하기 전에, 몸을 고정하거나 안정화를 통하여 올바른 시작점을 찾을 수 있게 해 줍니다. 영스파인 동작들은 대부분 탄력은 사용하지 않지만 구르거나 점프와 같은 탄력을 사용하는 동작을 할 때는 호흡을 통한 완전한 조절 내에서 이루어집니다. 흐름을 가진 움직임과 호흡은 동작을 완전히 조절할 수 있으며 이러한 조절을 통하여 충분히 더 튼튼하고 유연해질 수 있습니다.

■ 흐름

흐름은 무용, 운동, 그리고 스포츠에서 자주 사용되는 용어입니다. 하지만 모든 동작이 흐름을 가지는 것은 아닙니다. 호흡하지 않거나 얕은 호흡, 익숙지 않은 호흡이 동작의 흐름을 방해하는 것은 자주 일어나는 일입니다. 흐름은 동작의 질과도 밀접한 관련이 있습니다. 영스파인 운동은 몸을 강하고 탄탄하게 유지함과 동시에 중심으로부터 몸을 길게 늘이는 것을 강조합니다. 모든 동작의 순서와 방법을 생각하고 운동을 한다면 강하고 길며 흐름이 있는 신체를 가질 수 있습니다. 운동 세션 지속시간과는 상관없이 하나의 동작에서 다음 동작으로 전환할 때 움직임의 흐름을 유지하는 것이 중요합니다.

그렇다면 여러분은 흐름이 유지되고 있다는 것을 어떻게 알 수 있을까요? 한 동작의 마지막 자세에서부터 다음 동작의 시작 자세까지 짧고 간단하면서 연속적인 동작의 흐름을 만드는 노력을 통해 알 수 있습니다. 그러기 위해서는 머리와 신체가 동작을 따르도록 하는 것입니다. 움직임을 할 때 머리와 목으로부터 시작되는 충동적인 동작을 하지 않도록 합니다. 머리와 어깨에 긴장을 풀고, 목선을 길게 유지하며 무거운 머리의 무게를 즐겨보세요. 흐름과 호흡은 직접 연결되어 있습니다.

■ 호흡

우리 몸에 긴장을 풀고 완전하게 호흡을 하는 것은 우리의 몸을 효율적으로 만들고 에너지가 가득 차게 함으로써 건강한 신체 라이프 형성에 도움을 줍니다. 대부분의 사람은 호흡법에 그다지 신경을 쓰지 않습니다. 그러나 우리가 표현하는 강한 감정들은 완전히 폐의 용량으로 표출되는 것입니다. 그러므로 우리의 파워하우스 코어 근육들도 호흡법에 따라 좌지우지됩니다.

영스파인 시스템에서는 코를 통해 숨을 깊이 마시면서 흉곽을 양쪽 옆구리 측면으로, 그리고 등을 완전히 확장합니다. 입으로 숨을 내쉴 때는 흉곽은 아래를 향해 압축적으로 이완될 것입니다. 호흡할 때 깔때기를 상상하시면 됩니다. 척추는 운동을 하는 내내 길게 늘인다는 느낌으로 유연하게 유지합니다.

영스파인 시스템에서는 동작마다 구체적인 호흡의 패턴이 있습니다. 긴 시간과 반복적인 연습을 통하여 호흡과 동작의 조화를 이룰 수 있습니다. 시간을 가지고 꾸준히 인내하면서 운동을 하다 보면 생각보다 쉽게 터득을 할 수 있습니다. 일반적으로 운동의 가장 힘든 부분에서 숨을 내쉬게 되고, 들이마시는 숨에 원래의 자세로 되돌아오면서 동작의 준비를 합니다. 동작에 집중하느라 호흡을 멈추지 마세요. 동작을 더 편하게 할 수 있게 도와주는 것이 호흡입니다. 동작이 편하게 느껴진다면 호흡 패턴을 추가하는 것을 추천합니다.

■ 정확성

정확하게 운동을 하게 되면 진도를 빠르게 나갈 수 있고 각 동작의 목적과 직관적인 이해를 발달시킵니다. 동작할 때 정확하게 시작하고 정확하게 끝내는 것, 그리고 마음으로 동작의 흐름을 따라가면서, 전체적인 동작의 완성을 위해서는 작은 부분의 흐름이 중요하다는 것을 느껴보세요. 더 정확하게 동작들을 연습한다면 영스파인 운동시스템은 자연스러운 신체의 언어로 더 정확히 이해될 것입니다.

■ 집중

정신과 신체를 필수적으로 연결하기 위해서는 집중이 중요합니다. 단지 동작을 하는 것만이 아닌, 자신이 하는 동작에 집중해야 합니다. 집중을 통해 스스로가 내 몸을 정렬하여 바르게 운동하고 있는 것에 대한 이미지를 만들어 낼 수 있습니다. 나의 근육들이 균형 있게 움직이고 있는지를 지각하는 리듬을 만들어 낼 수 있고, 집중을 통해 나의 정신과 신체가 대화 할 수 있습니다. 무슨 일에서든 올바르게 시작하고 끝내는 것은 결코 사소한 일이 아닙니다. 마찬가지로 영스파인의 동작들을 할 때에는 시작에서부터 끝까지 정확하게 하기 위해 오롯이 집중해야 합니다.

■자세 잡기

영스파인 기법에서는 등을 대고 누운 상태에서의 기초적 두 가지 자세가 사용됩니다. 하나는 중립 자세이고 하나는 임프린트 자세입니다. 모든 영스파인 동작에 있어 척추의 자연스러운 곡선을 유지하거나(중립 자세), 요추를 길게 늘이는 자세(임프린트 자세)를 하게 될 것입니다.

수많은 필라테스 동작을 할 때 중립 자세를 사용하게 됩니다. 등을 대고 바른 정렬의 자세로 눕고, 무릎은 세우고 두 발은 골반 너비로 매트에 놓습니다. 펠빅 클락(Pelvic Clock), 싱글 레그 써클(Single Leg Circle) 등이 중립적인 척추의 자세를 취하는 동작의 예시입니다.

반면, 임프린트 자세는 양발을 매트에서 들어 올릴 때 요추로 바닥을 누르는 것입니다. 임프린트의 자세를 할 때, 또는 "배꼽을 바닥으로 누를 때" 등 하부의 근육은 강화되고 길어지며, 복부는 납작하게 될 것입니다. 이때 파워하우스가 활성화되며, 근력과 근육의 길이가 길어지게 되기때문에 생산적이고 협력적으로 운동의 효과를 만들어냅니다.

질문)
영스파인의 호흡법은 어떻게 되나요?

문선영)
많은 분이 기본적으로 알고 있는 대표적인 호흡은 복식호흡입니다. 복식 호흡과는 조금 다른 영스파인의 호흡법은 흉곽 호흡입니다. 말 그대로 숨을 쉴 때 흉곽(갈비뼈)이 커졌다가 모이는 느낌이 드는 호흡입니다. 흉곽 호흡은 영스파인에서 많이 쓰여서 영스파인 호흡이라고는 하지만 26쌍의 내부 근육들과 척추의 정렬 등을 유기적으로 교정해주는 역할을 하므로 코어 운동 중의 하나라고 할 수 있습니다. 처음 하시는 분들은 호흡만으로도 근육통이 생기실 수 있습니다. 호흡법을 배우기 위해 다음 순서를 따라 해봅시다.

〈 영스파인만의 특별 호흡법 〉

1. 등을 바닥에 대고 바른 정렬의 자세로 눕는다. 목과 어깨에는 긴장을 푼다. 무릎은 굽히고 두 손은 양쪽의 갈비뼈 위에 댄다.
2. 코로 천천히 마시는 숨에 갈비뼈와 등이 넓어지게, 공기는 코어 그리고 척추까지 넣어준다.
3. 입으로 내쉬면서 넓어진 등은 유지한 상태에서 갈비뼈는 닫고, 흉곽은 내려가게 한다.

영스파인 호흡법은 몸통의 정렬을 바르게 할 뿐만 아니라, 견갑골과 척추의 신전 및 안정화에 기여하며, 몸 전체의 움직임을 용이하게 해줍니다. 이 호흡은 얕은 호흡이 아니라 일명 횡경막 호흡(diaphragmatic breathing)으로 횡

경막을 충분히 팽창하고, 상후거근과 하후거근을 사용하며, 복부의 복직근과 복사근, 골반저근까지 활용하게 되므로 배꼽 윗부분의 근육은 아래로, 골반저근은 위로 올리는 X자 호흡을 하게 됩니다. 이런 호흡을 토대로 호흡에 리듬감이 생겨 일정한 패턴으로 연결되며, 이는 움직임을 하는 데 도움을 줍니다.

질문)
영스파인을 시작하기 위한 공간은 보통 어떻게 생각하면 될까요?

문선영)
영스파인은 자세를 교정하기 위한 사람에게 기구 하나로 완벽함을 제공하는 프로그램입니다. 큰 집이나 아파트에 산다면 방 전체를 개인 피트니스 스튜디오로 꾸며보는 것도 좋지만 작은 집에서도 운동할 공간 만들기는 충분합니다. 영스파인 공간을 마련할 때는 집중을 흐트러뜨리는 모든 잡동사니는 안 보이는 곳에 치우시기를 권합니다. 정신과 신체가 일치되어 집중하는 마음가짐이 중요하기 때문입니다. 그래서 운동하는 공간은 늘 깨끗해야 합니다. 또한 매주 정기적으로 같은 장소에서 운동을 해보시는 것이 좋습니다. 그래서 개인 공간을 꾸미기를 강조하는 것입니다. 또한 주위에 인체에 자극이 갈 만한 포스터나 사진을 붙이는 것도 재미있는 발상입니다. 꼭 필요한 요소는 아니지만, 운동 의지를 자극하는 데에 도움이 될 것입니다. 장소가 매력적일수록 계속 가고 싶어지기 마련이니, 신선한 꽃병을 배치하여 에너지를 끌어올리는 것도 좋습니다.

질문)
영스파인을 하기 위한 시간은 어떻게 낼까요?

문선영)
조셉 필라테스(Joseph Pilates)는 누구든지 필라테스를 하려면 하루에 10분 동안 연습을 하고, 일주일에 네 번, 적어도 3개월 동안은 해야 한다고 말했습니다. 오늘날에도 지속하고 있는 그의 믿음은 운동의 긍정적 결과가 다음 세션에서 하는 운동의 횟수를 늘린다는 것이었습니다. 영스파인의 분명한 효과와 보상을 위하여, 여러분의 운동 의지를 더욱 자극해 자신을 위한 직접적인 목표를 세워 보는 것이 필요합니다. 일주일에 나흘, 하루에 10분도 좋습니다. 현실적인 목표를 세우고 조셉 필라테스가 제시한 것처럼 트레이닝 일정에 따라보세요. 이 기간 후에는 트레이닝, 스케줄, 기술 수준을 재평가하기 위해 충분한 관점을 얻었을 것이며 다음 3개월을 위한 새 목표를 세울 수도 있죠. 물론 피치 못할 사정도 있기 마련입니다. 괜찮습니다. 10분이라도 제대로 하면 됩니다. 스튜디오를 만들 여건이 없다면 일상 곳곳에서 훈련할 수 있는 환경을 찾아보면 좋습니다. 분명히 뜻이 있는 곳에 길이 있어요.

질문)
영스파인을 할 때 어떤 옷을 입으면 좋을까요?

문선영)
편안한 운동복이라면 그것이 무엇이든 영스파인 세션에서의 다양한 동작을 편안하게 합니다. 너무 흘러내리는 소재는 움직임을 방해하므로 피하고, 딱 맞는 상의와 신체 라인에 맞는 하의를 입어 동작하는 동안 옷매무새를 최대한 신경 쓰지 않도록 해야 해요.

요가와 마찬가지로 영스파인은 최대한의 마찰력을 위해 맨발로 하는 것이 좋습니다. 수많은 사람이 같은 기구를 이용하는 스튜디오에서는 발을 보호하기 위해 특수 양말을 신기도 합니다. 특수 양말은 통풍이 잘되고 미끄러짐을 방지하는 기능이 있어 부상 방지를 위해 도움이 되니 사용해보셔도 좋습니다.

질문)
피트니스를 위한 식단 영양은 어떤 것이 좋을까요?

문선영)

피트니스와 식단 영양 간의 연결은 여러 장점이 있으므로 전부터 강조됐습니다. 몸매를 개선하기 위한 것이든, 몸매를 유지하기 위한 것이든 적절한 양의 영양소를 균형 있게 섭취하는 것은 목표 달성에 필수적입니다. 올바른 종류와 양의 영양소를 섭취하는 것은 더 높은 강도로 더 오래 운동할 수 있게 해줍니다. 이는 또한, 운동 이후의 회복을 도와주며 힘을 강화하고, 에너지 수준을 증가시키며 건강한 면역을 유지하고, 부상의 위험을 낮춰주죠. 제가 최근에 추천해 드리는 것은 일일이 어떤 음식을 먹어라가 아니고 실생활에서 간단하게 실천 할수 있는 무지개 식이요법입니다. 무지개 색깔의 식품을 먹는 것은 성인과 아이들 모두에게 있어 중요합니다. 빨간색부터 보라색에 이르기까지 다채로운 색상의 과채들을 이용하여 식단을 차리시면 좋습니다. 다양한 색의 과일과 채소를 선택하는 것은 필요한 비타민과 미네랄을 섭취하는 쉽고 현명한 방법이기 때문입니다. 색깔로 음식이 우리 몸에 어떤 주요 기능을 하는지 추가로 덧붙여 봅니다.

- ■ 레드– 심장
- ■ 블루, 퍼플– 순환
- ■ 화이트– 면역력 강화
- ■ 그린– 근육 강화
- ■ 옐로우– 뇌 기능 강화
- ■ 오렌지– 피부, 눈 건강

질문)

대표님에게 영스파인 운동은 최고의 선물인 것 같아요.

문선영)

제가 오랜 시간 동안 첼로 연주를 해오면서 목과 어깨에 통증 그리고 척추가 휘는 척추측만증 증세가 심했어요. 정말 아무것도 하지 못하는 순간에 영스파인 운동을 알게 되어서 재활을 할 수 있었죠. 영스파인을 경험하고 나서 '신세계'라는 생각이 들었고 결국 스튜디오를 운영하게 되었어요. 영스파인이 아니었다면 수술을 받았거나 스테로이드 주사로 겨우 버티면서 살고 있었을 거예요. 저에게는 영스파인이 제2의 직업일 뿐만 아니라 신세계를 열어준 가장 값진 선물인 셈입니다.

영스파인 자주 하는 질문

질문)

아픔이 느껴져도 운동을 계속해야 하나요?

문선영)

허리나 어깨, 등, 몸의 어딘가가 아픔을 느끼고 있을 때는 안정이 우선입니다. 초조해하지 말고, 잠시 기다렸다가 아픔이 가시면 움직여 주세요.

질문)

영스파인을 하면 진짜 살이 빠지나요?

문선영)

영스파인은 호흡과 함께 제대로만 한다면 유산소의 효과, 바로 지방 연소의 효과를 기대할 수 있습니다. 그리고 뼈와 뼈의 공간이 가장 이상적인 상태에 가까워지고 몸의 라인을 아름답게 잡아줍니다. 즉, 체형을 바로 잡아주는 것으로서의 다이어트 효과를 보실 수 있습니다.

질문)

몸이 딱딱히 굳었는데 영스파인을 계속할 수 있을까요?

문선영)

이런 말이 있습니다. "차분함이 몸에 밴 사람이 하루아침에 열정에 빠지면 그 감정의 폭발은 폭력적인 사람이 갑자기 폭발할 때보다도 더 인상 깊다" 즉, 평소에 다양한 운동을 해보신 분들보다는, 평소에는 운동하지 않다가 영스파인을 만나서 본인의 숨겨진 감정을 끌어내는 사람이 더

욱 더 효과를 내는 경우가 있습니다.

영스파인에 대한 이미지가 학구적이고 체계적인 느낌이 있어서 그런지 운동을 꾸준히 해 온 사람만 하는 고난도 운동으로 생각하는 분들이 많습니다. 그러나 본래의 자기 모습을 찾기 위한 목적으로 초보자들도 큰 무리 없이 부드럽고 아름다운 몸을 만들 수 있습니다. 단, 초반부터 무리하게 욕심은 금물! 필라테스뿐만 아니라 모든 운동에선 자신의 역량에 맞게 하는 것이 중요합니다. 천천히 장기적인 목표를 두고 꾸준히 하다 보면 조금씩 향상되는 걸 느끼실 수 있습니다.

질문)
나이가 들어도 운동을 시작하기 괜찮을까요?

문선영)
앞에서도 몇몇 회원분들의 사례를 들어 이야기해드렸지만 나이가 들어감에 따라 바른 자세를 유지하는 근육도 약해지므로 필라테스를 통해 포기하지 않고 운동하는 것이 중요합니다. 단, 본인에게 맞는 양만 꾸준히 하시면 되고 억

지로 높은 단계를 하시는 것은 오히려 독이 됩니다.

질문)
반대로 나이가 어린 상태에서 시작해도 괜찮을까요?

문선영)
평소 핸드폰이나 컴퓨터를 가까이하는 아이들도 체형이
많이 무너지고 있습니다. 성장기 아이들의 근육과 체형을
바르게 잡아주면서 근력을 키울 좋은 기회입니다. 근골격
계의 성장과 촉진, 자세교정, 집중력 향상, 두뇌의 발달을
향상하고 싶은 어린이들을 위한 어린이 성장 프로그램도
있습니다. 단, 체력에 무리가 갈 정도의 양은 피하시는 것
이 좋습니다.

질문)
자세교정을 하고 싶은 남자도 영스파인을 할 수 있나요?

문선영)

당연히 남자분들도 영스파인을 하실 수 있습니다. 영스파인의 근간이 되는 필라테스는 실제로 제1차 세계대전 때 부상병의 통증을 완화하고 근육을 강화해 빠른 재활을 돕기 위해 만들어진 것으로, 남성을 위해 고안된 운동입니다. 여성 전용 피트니스 센터가 아니라면 등록하셔서 배우시는 데에 무리 없는 좋은 운동입니다.

질문)

영스파인을 해본 경험이 없는데 잘 따라갈 수 있을까요?

문선영)

영스파인을 하시는 분들은 대부분 처음 시작하는 분들이 많습니다. 요즘은 1대 1 코칭도 많아서 맞춤형 수업을 통해 신체의 문제점을 알고 교정해 나갈 수 있습니다.

Part. 5

새로움에 도전하는
삶이 아름답다.

40살에 시작한 도전,
아직 늦지 않았다.

"늙어서 나이가 드는 것이 아니라,

열정이 사라진 순간 늙게 된다."

1) 새로운 도전은 나도 두렵다.

내 나이 벌써 40살이다. 남들은 모두 가정을 꾸리고 자리를
잡고 안정적인 삶을 사는 것 같다. 20년 넘게 해온 첼로 연
주를 포기하고 과연 영스파인 운동을 가르치는 일을 잘할 수

있을까? 하지만 한 켠에 붙어 있는 17세기 예수회의 사제이자 신학 교수 발타사르 그라시안(Baltasar Gracian)은 항상 말하고 있다. "탁월한 능력은 새로운 과제를 만날 때마다 스스로 발전하고 드러낸다" 맞아, 20대 젊은 학생들과 같이 자격증 과정을 배우기가 쉽지 않아. 솔직히 자존심도 조금 상했다. 그래도 포기하지 말고 끝까지 해내자. 내 몸의 통증을 없애주고 희망을 준 운동을 제대로 한번 해보자.

- 2014년 3월 27일 문선영 일기장에서

질문) 대표님, 20년 넘게 해온 일을 포기하고 새로운 일에 도전하기가 쉽지 않았을 텐데요.

문선영)
막상 40살이 돼서 새로운 도전을 해야 한다는 사실에 막막하더라고요. 어디서 월급을 받는 것도 아니고 오히려 돈을 주고 자격증 과정을 수료해야 해서 심적으로 그리고 재정적으로 힘들었어요. 그래도 효과를 직접 체험했잖아요. 그래서 어느 정도 확신이 있었어요. 저처럼 통증과 고통으로 하루하루를 힘들게 살아가는 사람을 돕고 싶은 마음이

간절했어요. 그래서 자격증 과정에서는 젊은 20대 후배들에게 뒤지지 않기 위해서 더욱 늦게까지 남아서 열심히 연습하고 공부했어요.

질문) 오랜 시간 동안 첼로 연습을 하셨는데 인내나 끈기가 남다른 거 아닌가요?

문선영)

저는 생각보다 단순하게 결정하는 편이에요. 머리도 뛰어나게 좋은 편이 아닙니다. 그냥 주어진 일에 최선을 다하는 성실함이 제일 무기인 것 같아요. 미국의 작가, 교사. 시와 소설로 유명한 에리카 종(Erica Jong)은 이렇게 말했다고 하네요. "누구나 재능은 있다. 드문 것은 그 재능이 이끄는 암흑 속으로 따라 들어갈 용기다" 저는 누구나 있는 재능에 암흑으로 들어갈 용기가 하나 더 있었던 것 같아요. 사실 같은 시기에 음악을 시작한 다른 언니들에 비교해서 제가 제일 실력은 뒤처졌어요. 그런데 제일 오랫동안 음악 활동을 할 수 있었어요. 뭐랄까? 잔머리 굴리지 않고 하루하루 그냥 주어진 일에 최선을 다했던 것 같아요.

질문) 맨바닥에서 영스파인을 만들 때 어렵지 않았나요?

문선영)

무엇보다 20대의 젊은 친구들과 함께 배워야 하는 점이
조금 부담스러웠어요. 필라테스 클래스에서 제가 제일 연
장자가 될 줄은 몰랐거든요. 20대의 젊은 친구들은 몸도
유연하고 외모도 훌륭해요. 미국의 정치가로 제35대 대통
령이었던 존 F. 케네디(John F. Kennedy)는 "우리에게는
존재하지 않는 것들을 꿈꿀 수 있는 사람들이 필요하다"
라고 말했죠. 이 말이 그때의 저에게는 정말 큰 도움이 되
었어요.

저는 음악 활동으로 몸이 많이 망가진 상태라서 유연성도
부족하고 근력도 약했어요. 우선 저는 호흡부터 집중하기
로 했어요. 그동안 요가를 꾸준히 해왔다고 자부했지만,
막상 운동은 또 다른 신체 부위를 움직이고 반복하는 운동
이기 때문에 처음에는 쉽지 않았어요. 보기에는 너무나 쉬
운 동작이고 편안해 보이는데 막상 해보니 많은 연습이 필
요하더라고요.

질문) 40대에도 새로운 도전을 하는 분들을 위해 해주고
싶은 말이 있나요?

문선영)

40대에 꼭 거창한 도전이 아니더라도 지금까지 해보지 않
은 운동, 해보지 않은 여행, 먹어보지 못했던 음식들을 먹
어보면 새로운 세상이 보인다는 것을 분명히 느끼실 거예
요. 너무 늦었다고 생각하지 말고, 무엇이든 꼭 한 번이라
도 해보면 처음이 어렵지 그다음은 쉽다는 것을 알게 될
거라 생각해요.

많은 사람들에게
더 좋은 서비스를 해라.

질문)
최근에는 일본에도 다녀오셨다면서요?

문선영)
네. 일본은 고령 인구 증가로 인해서 재활운동과 처방에
관심이 많아요. 그렇다 보니 영스파인 분야가 상당히 발전
했어요. 일본에 트레이닝 코스를 수강하면서 저도 매번 새
롭게 배우고 또 스튜디오로 와서 회원분들에게 운동을 전
파하는 역할을 하고 있어요. 제가 좋아하는 말 중에 "변화

는 인간의 정신에 막대한 심리적 영향을 미친다. 두려워하는 자는 상황이 악화될까 봐 걱정하므로 위협적으로 느낀다. 희망에 찬 자는 상황이 나아질 것을 기대하므로 용기를 낸다. 자신 있는 사람에게 도전이란 더 나은 것을 만들기 위한 과정이기에, 분발의 계기가 된다"라는 말이 있어요. 일본에 다녀온 것은 막연한 기대감 그리고 새로운 곳에서 자극을 받기 위함이었는데, 이러한 과정이 앞으로의 한국 시장의 영스파인을 한층 더 발전시키는 계기가 되지 않을까 하는 생각을 하게 되더라고요.

질문)
확실히 첼로 연주를 하실 때 모습과 지금의 모습이 많이 다른 것 같아요.

문선영)
요즘 그런 이야기를 많이 들어요. 저도 트레이너들을 보면서 부러워했어요. '어떻게 저렇게 멋진 몸매와 에너지를 가지고 있을까' 말이죠. 그런데 이제는 나도 모르는 사이에 이러한 에너지를 가진 사람이 되었어요. 영스파인 운동이 아니었다면 상상도 못 할 일이 생긴 것이죠. 그래도 영스 파인의 운동 효과에 대해서 사람들이 알게 되었고 직접 체험해 보신 분들의 입소문으로 전국적으로 활발히 확산하고 있답니다.

질문)
얼마 전에는 신문사에서 와서 인터뷰도 했다고 들었어요.

문선영)
그랬죠. 저도 참 신기했어요. 어떻게 알고 신문사에서 인터뷰 요청이 들어왔어요. 필라테스에 대한 개념이 우리나라에 어느 정도 자리를 잡기 시작했고 이어서 영스파인에 대한 관심도 커지고 있는 상황에서 인터뷰하게 되었어요. 영스파인 분야에서 경험과 실력을 갖춘 사람들이 아직 많지 않기 때문에 인터뷰 요청이 들어 온 것 같아요.

질문)
대표님께서 다양한 활동을 하시면서 특히 후학 양성에 많은 관심을 가지고 계신다고요?

문선영)
제 꿈은 저와 똑같은 열정과 서비스 정신을 가진 훌륭한 강사를 양성하는 거예요. 대한민국의 모든 사람이 영스파인 운동을 할 수 있도록 최선을 다할 거예요. 많은 예비 강사들이 젊고 어린 경우가 많아요. 영스파인은 외모가 뛰어나야 하거나 꼭 몸매가 좋아야 하는 것은 아니에요. 재활의 기능을 제대로 할 수 있도록 가이드를 해줄 수 있는 마인드가 더 중요한 것 같아요.

질문)
그럼 영스파인 강사가 되고자 하는 사람들에게는 어떤 자질이 필요할까요?

문선영)
상대방을 이해하는 마음이 제일 중요한 것 같아요. 스튜디오를 찾는 회원들은 어딘가 불편하거나 삶의 한 부분 때문에 스트레스가 많을 수 있어요. 어깨가 뭉쳐서 업무에 지장이 생긴다거나 허리에 무리가 가서 제대로 활동을 하지 못하는 경우가 있어요. 대부분 그들이 스튜디오를 찾아올 때는 찡그린 표정으로 옵니다. 운동을 통하여 몸이 좋아지고 나면 표정부터가 달라져요. 항상 웃으면서 오셔서 웃으면서 가시거든요, 회원 한사람 한사람을 가족으로 생각하고 이해하는 마음이 없으면 정확한 가이드를 하지 못해요. 회원의 상황을 정확하게 이해하고 수준에 맞는 운동 강도와 방향을 제시해주는 것은 필수예요. 그리고 운동 후 정확한 피드백 전달과 운동 효과를 체크하는 것도 잊어서는 안 되죠.

음악이든 사업이든
일단 시작하면 이루어진다.

질문)

대표님 성격이 시원시원 하신 것 같아요. 이제는 거침이
없어 보여요.

문선영)

건강을 과신하면 안 되지만 이제는 어느 정도 자신감이 생
겼어요. 저의 몸 상태를 정확하게 알고 있고 어떻게 운동
을 해야 하는지 완벽하게 이해를 하고 있어서 에너지가 생
겨요. 필라테스와 영스파이란 운동으로 창업을 하기까지

는 많은 어려움이 있었죠. 그런데 건강이 든든히 뒷받침을 해주고 있다고 생각하니 뭐든지 할 수 있겠더라고요. 그래서 무작정 대구에 스튜디오를 오픈했어요. 오픈을 하고 나니 주변에서 조언도 많이 해주고 좋은 선생님과 함께 일할 수 있는 기회가 찾아왔어요.

질문)
대표님의 이야기를 듣는 40대 주부들도 희망을 갖게 될 것 같아요.

문선영)
물론이죠. 사실 저는 음악밖에 모르는 소녀였어요. 세상 물정 모르고 그냥 음악을 하는 것 자체가 즐거운 사람이에요. 지금도 가끔 연주회 활동을 하고 취미로 연주도 해요. 음악만 하다가 건강에 문제가 생기게 되었고 아예 전업으로 스튜디오를 경영하기 시작하게 되다니 저도 믿기지 않아요. 그만큼 운동의 효과를 실감했고 확신이 있었던 것 같아요. 저희 스튜디오를 찾는 40대분들이 많아요. 무엇인가를 배우기에 늦은 나이는 없는 것 같아요. 지금 시작해도 늦지 않아요. 70대 회원도 오셔서 운동하고 계세요.
미국의 경우 80대가 넘는 할아버지 할머니도 필라테스를
하고 있어요.

질문)
대표님의 꿈을 현실로 만드는 노하우가 있을까요?

문선영)
저는 보통 3가지 정도로 저의 노하우를 정리할 수 있는데
제가 다른 분들처럼 크게 성공한 것은 아니기에 제가 하고
있는 일들을 정리해볼게요.

첫째, 저는 적는 것의 힘을 믿어요
둘째, 저는 목표를 방에 꼭 붙여둡니다
셋째, 독서의 힘을 믿어요

제가 배운 사장학이라는 프로그램의 김승호 회장님이 있
으세요. 그분을 통해서 배운 것이기는 한데 저는 무엇인
가 이루고자 하는 목표가 있으면 매일 100번을 되뇌고 그

것이 이뤄질 때까지 무엇인가 계속 적으려고 합니다. 지금도 저는 제 꿈을 좇아 앞으로 나아가고 있기 때문에 성공한 분들을 본보기 삼아 저의 꿈을 현실로 만들기 위해 많은 노력을 하고 있습니다.

아, 그리고 저는 목표를 제 방에 항상 붙여 둡니다. 예를 들어 올해 매출 목표가 10억이라면 10억이라는 숫자를 방 곳곳에 붙여두죠. 처음에는 너무 멀어 보이는 그 숫자도 매일 보면 볼수록 가까워져 있는 것을 알게 되고, 언젠가는 제가 그 자리에 가 있더라구요. 얼마 전에도 목표를 제 생각보다 10배나 높게 설정했는데.. 이뤄질 거라 생각하고 있어요.

질문)
정말 기록을 한다고 결과가 나올까요?

문선영)
초현실주의이자 다이스트 사진가인 만 레이(Man Ray)는 "꿈을 기록하는 것이 나의 목표였던 적은 없다, 꿈을 실현하는 것이 나의 목표이다"라고 말했어요. 또 미국의 한 조사에 따르면 구체적인 목표를 설정하는 것만으로도, 그리고 목표 자체를 기록해 놓은 것만으로도 67%, 17%라는 비율로 결과에서 네 배 차이가 난다는 연구 결과가 있습니다. 저도 기록하는 것 자체가 중요하다기보다는 이를 '어떻게 하면 실천을 하고 결과를 낼 수 있을까?' 하는 구체적인 실천 계획이 더 중요하다고 생각을 하고 있어요.

질문)
가장 최근에 읽은 책 중에 기억에 남는 책이 있으신가요?

문선영)
토머스 콜러는 자신의 저서 〈부자 되는 습관〉에서 부자가 되는 습관을 조사한 적이 있는데 가장 큰 방법은 책 읽는 습관이라고 합니다. 부자의 88% 이상이 하루에 30분 이상 독서를 즐긴다고 합니다.

저도 요즘은 유튜브를 이전보다 많이 보지만 독서를 꼭 하려고 노력하고 있어요. 실제로 제 주변에서 자기 일에 성과를 내신 분들을 보면 하루에 30분 이상을 꼭 독서를 하시더라고요. 저도 얼마 전에 일본 출장을 갔을 때, 이전이

었으면 잠을 자거나 쉬면서 다녀왔을텐데, 틈틈이 책을 읽었어요. 그런데 놀랍게도 제 주변에 있는 많은 분들이 책을 두 세 권씩 번갈아 가면서 읽고 있는 것을 보았습니다. 저는 이러한 모습을 보면서 성공한 사람들이 얼마나 책을 소중히 여기는지 그리고 이를 통해서 성과를 내는지 알 수 있었습니다. 또한, 제가 최근에 느끼는 것 중의 하나는 세상이 정말 빠르게 움직인다는 거예요. 성공한 사람들은 거기에 맞춰 발 빠르게 무엇인가를 배우고 익히고 본인 것으로 만들려고 합니다. 그것의 근간이 되는 것은 역시나 책이고요.

최근에 성공한 사람들을 많이 만나면서 저도 이를 몸으로 체득하고 있는데 확실히 인터넷을 통해서 정보를 얻는 것과 책을 통해서 정보를 얻는 것은 차이가 있었어요. 새로운 영역에 적응하기 위해서는 문제를 보는 능력을 조금 더 길러야 할 거 같아요. 예를 들면, 저도 첼로 할 때의 제 몸을 보았을 때 문제라고 생각하고 약점이라 여겼습니다. 그런데 이를 해결하기 위해서 노력을 하고 결과물을 만들어내다 보니 어느샌가 이게 저의 장점이 되어 있었다는 것을 알게 되었고 문제를 보는 능력을 길러야 한다는 것을 다시 한번 깨닫게 되었습니다.

그래서 저는 요즘에 어떤 일이 일어나도 그것의 부정적인 측면보다는 긍정적인 측면을 최대한 많이 바라보려고 합니다. 이러한 자세를 가진다는 게 정말 쉽지는 않았는데 그래도 주변에 긍정적인 사람들이 하나둘씩 늘어나면서 이러한 자세를 가질 수 있게 되었습니다.

누군가는 이렇게 말하더라고요. "긍정적인 마인드를 가진 사람을 이긴다는 것은 거의 불가능하다" 작은 확률이라도 이를 붙잡고 긍정적인 결과를 만들어내고자 노력하는데 이는 분명히 결과로 나온다고 말이죠.

희망을 말하는 사람의 말에는 분노나 짜증이 있으면 안 되기 때문에 성공한 사람들은 항상 웃고 다니는 게 아닐까요? 저도 그래서 웃는 상이라는 이야기를 많이 들어요.

:: 원하는 것을 얻는 방법 ::

우리의 뇌는 우리가 하는 상상이 실제인지 상상인지 구분을 못 한다고 합니다. 실제로 사람의 뇌에는 삼중뇌라고 해서 영장류의 뇌, 포유류의 뇌, 파충류의 뇌가 있다고 하는데, 잠재의식을 담당하는 파충류의 뇌가 사람의 행동을 많이들 지배한다고 하네요. 즉, 아무리 영장류의 뇌(현재 의식)를 통해서 무엇인가를 인지하고 바꾸려 해도 잠재의 식이 이를 따라주지 않으면 안 되는 이유는 잠재의식은 지금 내가 말하고 있는 것과 내가 열망하고 있는 것이 현실에서 일어나는 건지, 아니면 상상으로 일어나는 건지 이해 못 한다고 합니다.

열망은 성공의 척도입니다. 강한 열망은 더욱 더 확실한 성취를 약속합니다. 열망을 통해서 이성적인 것을 이룰 수 있다고 생각합니다. 그래서 앞서 이야기한 대로 100번씩 100일 동안 무엇인가를 내뱉는다면 분명히 원하는 것을 이룰 수 있다고 생각합니다.

:: 쉴 수 있어야 진짜 사장 ::

사업을 하면서 가장 재밌는 건, 2년 동안 하루도 쉴 날이 없었다는 것입니다. 음악을 할 때는 연주회가 끝나면 하나의 프로젝트를 마무리했다는 느낌이 들고, 며칠은 온전히 쉴 수 있었지만, 사업을 시작하고 나서는 전혀 그런 기분이 들지 않았습니다.

왜 그런가 생각을 해보았더니 매일같이 사업 외에는 생각할 수가 없었습니다. 매출이 떨어지면 떨어지는 대로 사업만 생각하게 되고, 사람이 새로 들어오면 들어오는대로, 또 반대로 사람이 나가면 나가는 대로 사업에 대해서 생각을 하게 되었습니다. 그러다 보니 일은 재미있고 즐거웠지만 쉴 수가 없었습니다. 이대로 살다가는 평생 나만의 시간을 만들어 낼 수 없다는 생각이 어느 순간 들었습니다.

답을 찾지 못했습니다. '과연 다른 사장들은 어떻게 쉴까..' 이것이 궁금해져서 한 수업을 듣게 되었습니다. 단 하루의 수업이었지만 많은 사장이 나와 똑같은 생각을 하고 있다는 것을 알았습니다. 그런데 그중에서도 언제든 쉬고 싶을 때 쉬는 사장들도 수두룩했습니다.

'무엇이 다를까..' 고민해봤습니다. 첼로 연주의 경우 제가 없으면, 첼로 연주회가 진행되지 않습니다. 평생 제가 연주를 해야 하는 거죠. 저는 사업도 그렇게 연주를 하듯이 했습니다. 제가 없으면 안 되는 사업으로 말이죠. 그런데 그런 사업의 한계는 금방 저의 몸으로 반응이 왔습니다. 그래서 그때부터는 어렵더라도 밑에 선생님들을 더 뽑고 교육을 했습니다.

장사냐 사업이냐를 구분하는 것은 여러 가지 있다고 하지만 제 생각에 장사는 직접 내가 나서서 물건을 판매하는 것이고 사업은 나 없이도 돌아갈 수 있게 하는 것이라고 생각을 합니다. 처음 영스파인 센터를 차리고 제가 없으면 안 되는 장사를 했다면 지금은 사업을 하고 있는 것 같습니다. 얼마 전에는 제가 3주 가까이 자리를 비웠는데도 매출에 영향이 없었습니다.

지금 새로운 일을 계획하신다면 제가 말씀드린 장사와 사업에 대해서 꼭 한번 더 생각하고 시작하셨으면 좋겠습니다.

:: 나의 사업 철학 ::

올바른 자세에서 올바른 생각이 나옵니다. 이는 음악 하는 사람이나 사업을 하는 사람이나 똑같다고 생각합니다. 평생 음악을 하면서도 가장 기본은 항상 자세였죠. 미국의 작가, 교육가이자 사회운동가. 헬렌 켈러(Helen Keller)는 이렇게 말했는데요 "얼굴이 계속 햇빛을 향하도록 하라. 그러면 당신의 그림자를 볼 수 없다" 얼굴이 계속 햇빛에 보이기 위해서라도 올바른 자세를 항상 유지하는 게 좋듯이 자세가 참 중요한 거 같아요.

그리고 저는 첫 실수를 두려워하지 않아요. 다만 같은 실수를 하는 것을 경계하고 있어요. 실수라는 것 자체를 하지 않는 사람은 아예 없지만 이를 통해서 얼마나 배울 수 있는지 그리고 얼마나 그 다음을 준비하는지가 중요하다고 생각하곤 해요.

일찍자고 일찍 일어나 사람들을 많이 만나러 돌아다니세요.

음악을 할 때는 사람들을 만날 기회가 별로 없었습니다. 매번 만나는 사람, 만나는 조직과만 일을 했기 때문입니다. 그런데 사업을 하면서 기회는 사람에게서 나오고 이러한 기회를 얻기 위해서는 사람들을 많이 만나는 것이 정말 중요하다는 것을 느꼈어요. 그래서인지 저는 자신에게 솔직해지려고 합니다. 영어로 Be honest 라고 표현을 하더라고요. 외국의 부모님들이 자녀들을 위해서 이러한 이야기를 정말 자주 해주는데 아직 한국은 외국만큼 자주 사용하는 단어는 아니라고 생각을 합니다. 그래서 저는 가장 먼저 제 자신에게 솔직해지고 차차 나아가서 다른 이들에게도 도움을 줄 수 있도록 하려고 합니다.

궁금한 것은 언제든 물어봅니다. 저는 현재의 제 분야를 오랫동안 해오지 못했습니다. 그래서인지 제대로 된 지식이 없는 부분도 분명히 있습니다. 첼로에 대해서는 누구보다 더 많이 알고 있다고 하지만 한 발자국만 벗어나면 완전히 초등학생이 되어 버립니다. 그래서 저는 다른 분야에 대해서 절대로 아는 척, 알고 있는 척을 하지 않습니다. 모르면 모른다고, 도움을 달라고 말하죠.

나에게 투자하는 비용을 절대로 아끼지 않습니다. 제가 주로 사용하는 비용은 저의 외모나 치장을 위해서가 아닙니다. 저를 발전시키기 위한 비용 그리고 앞으로 나아가기 위한 비용 등을 위주로 사용을 하고 있습니다. 이러한 투자가 결국 나를 성장시킬 것을 알고 있기 때문입니다.

누구나 다 아는 내용이고 많이들 실천하고 있는 내용이라 다시금 쓰는데 있어서 고민을 많이 했습니다. 하지만 저

스스로 매일 같이 되돌아보는 원칙이기도 하고 지금의 저를 만들어 준 원칙이기도 해서 다른 분들과 공유를 하고 싶은 마음도 크기에 이렇게 적어보았습니다.

질문)

첼로에서 40년을 보내고 새로운 분야의 일을 시작할 때 주변에서 걱정하지 않았나요?

문선영)

주위에서 걱정을 많이 했습니다. 실제로 제가 사업을 한다고 했을 때 정말 많은 분들이 사업은 아무나 하는 게 아니라고 이야기를 했습니다. 저도 그 한마디 때문에 지난 40년간 사업을 아예 시작도 못 한 건 아닐까 하는 생각도 했고요. 그런데 한 유명한 창업가가 이런 이야기를 한 적이 있어요.

"문제는 어떻게 새롭고 혁신적인 생각을 하느냐가 아니라 어떻게 오래된 생각을 비워내느냐 하는 것이다. 모든 사람의 머릿속은 케케묵은 가구로 가득 찬 건물과 같다. 한쪽 구석을 비워낸다면 창의성이 즉시 그 자리를 메울 것이다"

저는 문제를 새로운 시각으로 받아들이고 있었고, 과거의 제가 아닌 새로운 문선영으로 태어날 준비가 충분히 되어 있었는데도 주변에서는 걱정을 하는 거였어요. 그래서 한쪽 구석을 비워두기로 하고, 마음을 새롭게 다잡았죠. 그럼에도 저를 비판하고 걱정하는 분들은 대부분이 본인 일 외에 다른 일은 한 번도 못 해본 분들이 아닐까 하는 생각이 들었습니다. 즉, 자신도 해보지 않은 일에 대해서 조언을 하는 것은 한 번도 그 일에 대해 제대로 생각해 본 적 없이 고정관념에 사로잡혀서 하는 말일 뿐이기 때문에 나를 깨우쳐 줄 조언이 아닌 근거 없는 노파심이라고 생각합니다.

질문)
은퇴 후 1만 시간의 법칙이라는 책도 있는데, 앞으로 어떤 삶을 꿈꾸시나요?

문선영)
대한민국에 영스파인 분야 일인자가 되고 싶어요. 저의 경험을 많은 사람들에게 공유하고 싶고 운동도 가르쳐 주고 싶어요. 다른 많은 운동을 경험해 보신 분들도 영스파인 운동은 아마 신선한 충격으로 다가올 거예요. 저도 그랬으니까요. 병원에 아예 다니지 말라는 말씀을 드리는 것이 아니에요. 당연히 치료가 필요하면 병원에 가야죠. 그런데 몸에서 보내는 신호를 잘 확인하고 운동으로 몸을 바꿀 수 있다면 그만큼 좋은 치료 방법은 없다고 생각해요. 앞으로 더욱 더 좋은 강사를 양성하고 많은 회원들에게 정확하고 세심한 코칭으로 건강을 선물해주고 싶어요.

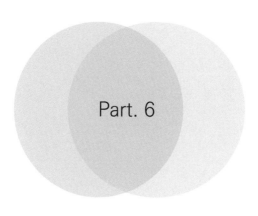

Part. 6

자세만 바꿔도
몸의 통증은 사라진다.

몸의 균형을 유지하는 일

1) 몸의 불균형이 삶을 방해한다.

질문)
대표님, 조금 다른 시선에서 질문을 드릴게요. 우리 몸은 원래 태어날 때는 거의 완벽한 상태로 태어나잖아요. 그런데 몸을 움직일수록 망가져 가는 것 같아요.

문선영)

그렇죠. 인간의 몸은 대부분 완벽할 정도로 바른 체형으로 태어나서 생활을 하게 됩니다. 인간이 직립 보행을 하기 시작하면서 몸의 불균형은 시작된다고 합니다. 눕고, 엎드리고, 앉고, 서고, 기대고, 걷고, 일하는 등 끊임없이 몸을 움직이고 동작을 취하며 생활하는 사이에 우리의 몸의 균형은 천천히 그리고 조금씩 무너져 갑니다. 그 결과, 크고 작은 통증과 함께 살아가야 하죠.

질문)
그렇군요. 일본에 친구가 한 명 있는데 물어보니 일본 사람들은 아프면 병원보다는 정체원이라는 곳에 간다고 합니다.

문선영)
맞아요. 정체원은 지압이나 안마, 마사지 등으로 틀어진 척추를 바르게 하거나 몸의 상태를 좋게 하는 곳이에요. 사실 정체원에서 하는 방법을 그대로 기구와 도구로 옮겨 놓은 것이 영스파인이라고 할 수 있어요. 척추를 움직이게 하고 바르게 하는 원리는 같거든요. 허리가 아프고 골반이 틀어졌을 때, 어깨에 담이 왔을 때 정체원을 찾아가지만,

우리나라에서는 영스파인으로 충분히 통증을 완화하고 몸의 컨디션을 최상으로 끌어 올릴 수 있어요.

질문)
대표님, 건강한 신체에 건강한 정신이 깃든다는 표현도 있잖아요. 이 말이 사실이라는 생각을 살면서 저도 해 봐요.

맞아요. 틀어진 몸의 상태를 본래의 균형 잡힌 상태로 되돌리고 나서 통증이나 결림을 비롯한 다양한 증상이 개선되는 것을 봐 왔어요. 몸의 균형이 바로 잡히면 몸도 마음도 건강해지죠. 사실 영스파인 운동하러 오시는 분들은 통증과 결림, 그리고 피로로 인해 삶에 에너지가 많이 부족한 상태에서 방문해요. 회원 중에 통증을 먼저 호소하시는 분들은 통증 완화에 우선 초점을 맞춰서 운동을 시작해요.

질문)
사람의 몸에서 가장 중요한 뼈는 바로 '척추' 인 것 같아요. 척추에 대한 이야기를 나눠보면 좋을 것 같아요.

문선영)

척추는 몸의 기둥이에요. 몸의 뒤틀림을 다룰 때 가장 먼저 언급하게 되는 것이 '척추'의 역할이라고 할 수 있어요. 똑바로 뻗은 척추는 건강의 초석이며 등 뒤나 정면에서 볼 때 최대한 곧게 뻗어있는 상태가 되는 것이 가장 이상적입니다. 척추는 몸을 지탱하는 기둥 역할을 하고, 뇌의 명령을 온몸으로 전달하는 신경이 통과하는 파이프라인이에요. 척추가 틀어졌을 때 다리가 저리거나 아프게 되는 등 전신에 문제가 생기는 이유가 바로 여기에 있죠.

질문)

그렇군요. 사실 머리에서 손끝, 발끝까지 우리 몸에서 중요하지 않은 부분은 없잖아요.

문선영)

맞아요. 우리의 몸은 하나의 유기체로 각 부분이 아주 정교하고 세밀하게 연결되어 있잖아요. 그래서 무릎을 다치는 바람에 허리가 나빠졌다든지, 어깨의 통증이 심해져서 골반에 이상이 생기는 경우가 있습니다. 영스파인 운동을 하면서 이런 경우를 많이 보게 됩니다. 전신골격이나 근육은 전체적으로 균형을 잡아가며 몸을 유지하려고 하죠. 그 중에서도 척추는 전신의 균형을 유지하기 위한 가장 중요한 조직이라고 할 수 있어요.

질문)
대표님, 그럼 척추가 바르다고 하는 것은 어떤 상태를 말하는 건가요?

문선영)
척추는 정면이나 뒤쪽에서 볼 때는 똑바른 것이 이상적이지만, 측면에서 볼 때는 S자형이 정상입니다. 교통사고 휴유증으로 경부(목) 장애나 거북목(일자목)이라고 진단을 받은 경우에는 경추에 뒤틀림이 생겨서 본래의 S자가 틀어진 상태라고 할 수 있습니다. 만약 척추가 옆에서 봤을 때도 S자형이 아니라 일자형이라면 발바닥에서 받은 충격이 머리까지 그대로 전해져 뇌에 피로가 훨씬 커지게 됩니다. 다행히 우리의 몸은 S자형으로 쿠션 역할을 하기 때문에 머리로 가는 충격을 최소화 할 수 있죠.

질문)

그럼, 척추의 형태를 확인하는 간편한 방법이 있나요?

문선영)

당연히 있죠. 아주 간단해요. 일단 거울을 바라보고 똑바로 서서 양쪽 어깨의 위치를 비교해 봅니다. 한쪽이 올라왔는지, 양쪽의 균형이 맞는지 확인합니다. 그리고 자신의 골반 위치를 반드시 확인해 봐야 합니다. 현대인들은 다리를 꼬거나 한쪽 다리를 주로 사용하기 때문에 골반이 틀어져서 허리에 통증이 생기는 경우가 대부분입니다. 자신의 양쪽 골반의 위치를 손으로 체크해 보고 틀어졌는지 균형이 맞는지 확인해 봐야 합니다. 자신이 서 있는 자세가 바른지를 체크 하는 방법은 벽에 발뒤꿈치를 10cm 정도 떨어뜨리고 엉덩이와 등 그리고 머리를 대고 일자로 서 봅니다. 이때 등이 벽에서 떨어지지 않게 서 보세요. 보통 흉추가 벽에서 많이 뜰 거예요. 호흡을 통하여 내쉬는 호흡에 갈비뼈를 모아서 벽 쪽으로 밀면 흉추가 벽에 붙습니다. 이렇게 등이 완전히 벽에 붙게 한 후 벽에 기대어 서 있는 자세가 너무 불편하고 몸에 힘이 잔뜩 들어간다면 자신의 몸 상태가 현재 상당한 불균형에 놓여 있다고 생각해야 합니다. 혹시나 내가 바른 자세인지 궁금하시다면 다음에 있는 바른 자세 체크리스트를 통해서 얼마나 내가 잘하고 있는지 확인해보시면 좋아요.

〈 바른 자세 체크리스트 〉

1. 좌우 눈이 수평이 되는지 확인한다. (그렇다, 아니다)
2. 턱이 들려 있다. (그렇다, 아니다)
3. 가슴을 펴고 있다. (그렇다, 아니다)
4. 허리를 곧게 세워 등이 휘어지지 않았다. (그렇다, 아니다)
5. 두 무릎의 사이가 벌어져있다. (그렇다, 아니다)
6. 한쪽 발에만 중심이 실려 있다. (그렇다, 아니다)

'

질문)
잠시만요, 지금 당장 제가 한번 해 볼게요. 저는 어깨가 벽에 안 붙고 앞으로 구부정하게 된 것 같은데요. 가슴을 계속 펴려고 하니까 몸에 힘이 너무 많이 들어가네요.

문선영)
그렇군요. 아마 대부분의 직장인이 마찬가지 일 거예요. 왜냐하면 종일 모니터를 바라보고 키보드를 두드리기 때문에 어깨가 잔뜩 긴장되고 움츠려 들 수밖에 없어요. 1시간 단위로 가슴을 펴는 스트레칭을 반드시 해야 해요. 어깨가 뭉치게 되면 목에도 피로가 쌓이고 결국 두통을 호소하게 됩니다. 장시간 앉아 있다 보면 허리와 골반에도 무리가 많이 가게 되죠.

질문)

말씀 듣다 보니 덜컥 겁이 나네요. 병원에 가봐야 하는 건가요?

문선영)

사실 척추가 완벽한 사람은 없어요. 수많은 회원과 함께 운동하면서 몸 상태를 체크 해봤지만, 척추의 좌우가 완벽한 대칭을 이루고 똑바른 사람은 단 한 명도 없었어요. 우리 몸의 하복부에 있는 내장은 다양한 형태를 띠고 있죠. 그 내장을 덮고있는 늑골이나 그 늑골을 지탱해주는 척추는 그에 적합한 경사가 살짝 들어가기 마련이죠. 게다가 사람마다 자주 쓰는 눈이나 자주 쓰는 손, 그리고 자주 쓰는 발이 있어서 좌우의 크기는 약간씩 다른게 오히려 정상이에요. 척추가 완벽한 좌우대칭이라고 해서 최상은 아닙니다. 그렇다고 우리 몸의 척추가 약간 틀어진 건 신경 쓰지 않아도 된다는 뜻은 아니에요. 오늘 당장 증상은 없다가도 갑자기 내일 통증이 생긴다거나 생활이 불편해지는 경우가 생길 수 있어요. 영스파인 운동은 이러한 불균형을 예방하고 척추의 힘을 만들어 주면서 강화시켜주는 운동이기 때문에 효과가 상당하죠.

2) 바른 자세 유지가 가장 어렵다.

질문)
대표님, 앞에서 말씀해주신 한의사 선생님도 그렇고 일반 회원들도 그렇고 모두가 바른 자세를 유지하지 못하고 장시간 같은 자세와 동작을 취하기 때문에 몸에 무리가 생기는 것 같아요.

문선영)

그렇죠. 몇 가지 나쁜 습관들을 고치는 노력을 해야 건강
하게 생활할 수 있어요. 예를 들어 앉아서 일할 때를 살펴
보죠. 자신의 모습을 한번 떠올려 보세요. 컴퓨터 모니터
에 얼굴을 너무 가까이 대고 있지는 않은가요? 모니터에
얼굴을 가까이하는 사람 치고 허리를 반듯이 세우고 등을
쫙 편 상태에서 일하는 경우는 거의 없습니다. 대부분 고
개를 쭉 내민 채 등을 둥글게 하고 앉아 있죠.

질문)
당연히 좋은 자세는 아니죠.

문선영)
그렇죠. 높이가 맞지 않은 책상이나 의자에 앉아서 장시간
작업을 하는 것도 자세를 망치는 방법입니다. 의자에 앉을
때 한 다리를 다른 다리에 얹듯이 꼬는 버릇이 있다면 반
드시 고쳐야 해요. 몸의 중심이 한쪽으로 기울어지게 되면
척추뿐만 아니라 장기에도 부담을 주게 돼요. 또한 엉덩이
를 의자 끝에 걸치고 앉아 어깨와 목으로 등받이에 기대는

자세도 좋지 않아요. 일명 사장님 자세라고 할 수 있죠. 이런 자세는 특히 요추에 엄청난 부담을 주게 됩니다.

질문)
그렇군요. 패스트푸드점이나 커피숍에서 일하시는 분들은 계속 서서 일하시잖아요. 이런 분들은 앉아서 생활하시는 분들보다 괜찮은가요?

문선영)
장시간 서서 일하는 경우에도 바른 자세 유지가 중요해요. 장시간 서 있게 되면 사람이 쉽게 피곤해지게 돼요. 그러다 보면 몸에 힘이 빠지고 배가 앞으로 쭉 나오게 됩니다. 이렇게 되면 골반의 뒤틀림이 생기기 시작하죠. 그리고 서 있을 때 일명 '짝다리'라고 하죠. 한쪽 다리에 체중을 실어 서 있는 자세도 좋지 않아요. 그리고 간혹 키가 큰 여성들의 경우 키를 조금 작게 보이게 하려고 어깨를 움츠리거나 엉거주춤하게 등을 굽히는 자세로 서 있는 것은 몸에 부담을 많이 주게 됩니다.

질문)
대표님, 말씀을 들어보니까 한쪽을 주로 사용하는 운동도 조금은 조심해야 할 것 같아요.

문선영)

맞아요. 특히 골프나 테니스 그리고 직장인 야구도 인기가 많은 운동이죠. 그러나 몸의 한쪽을 주로 사용하는 운동은 골격이 틀어지는 원인이 됩니다. 기본에 충실하지 않은 화려한 스윙은 골격이 틀어지는 주원인이 되고, 왼쪽 스윙을 하고 반대쪽 스윙을 해주면서 몸의 균형을 잡고 긴장을 풀어줘야 합니다. 스포츠 선수들의 경우 사전에 철저한 스트레칭과 경기 전후로 엄청난 웨이트 트레이닝 그리고 영스파인으로 몸의 밸런스를 최대한 유지합니다. 그러나 일반인들의 경우 충분한 스트레칭을 하지 않고 기초 체력도 없는 상태에서 무리하게 한쪽만 쓰는 운동을 하게 되면 상당한 부상의 위험이 있다고 할 수 있어요.

질문)
일상생활에서 항상 몸의 자세를 신경 써야겠네요.

문선영)

당연하죠. 사람들이 무의식적으로 취하는 자세를 관찰하면 참 재미있습니다. 하나의 자세와 동작을 하는 것을 보면 어느 쪽이 안 좋겠구나 하는 부분이 캐치가 돼요. 저희 회원분들이 운동하러 오실 때 걸음걸이와 몸짓만 봐도 알 수 있을 정도니까요. 생각보다 많은 사람이 바른 자세를 유지하면서 똑바로 걷고 있지 않아요. 어깨는 처져 있고, 고개는 땅을 바라보며 쭉 나와 있죠. 당연히 몸의 중심도 한쪽으로 쏠려 허리나 무릎에 충격을 주게 됩니다.

서 있는 자세로 좋은 자세는
한 쪽 발이 약간 벌어진 정도에서
앞으로 한 뼘쯤 나아가게 하고
자연스럽고 똑바른 자세가 좋다.
평소 바른 자세로 생활하면 잡병도 없어진다.

– 무명의 의사

스스로 하는
체크리스트

질문)

대표님, 자신의 습관을 점검해 볼 수 있는 항목을 알려주세요. 체크하면서 자세부터 바르게 해야겠네요.

문선영)

〈 주의 신호를 보내는 자세들 〉

1. 엎드려서 잠을 자는 경우가 자주 있다 (그렇다, 아니다)

2. 잠을 잘못 자서 종종 목이나 어깨가 결린다 (그렇다, 아니다)

3. 아침에 일어나면 때때로 허리가 아프다 (그렇다, 아니다)

4. 세수할 때 허리가 굽혀지지 않는다 (그렇다,아니다)

5. 선 채로는 양말을 신을 수 없다 (그렇다,아니다)

6. 컴퓨터를 2시간 이상 사용하는 경우가 많다 (그렇다,아니다)

7. 발목을 종종 삔다 (그렇다, 아니다)

8. 걷다가 삐끗하는 경우가 많다 (그렇다,아니다)

9. 안짱다리가 걱정된다 (그렇다,아니다)

10. 두 다리를 꼬는 습관이 있다 (그렇다,아니다)

11. 양발로 균등하게 체중을 실어 서 있기 힘들다 (그렇다, 아니다)

12. 책을 엎드려서 읽는 경우가 많다 (그렇다,아니다)

13. 전화를 어깨와 목 사이에 끼워서 받는 버릇이 있다 (그렇다,아니다)

14. 목뼈를 뚝뚝 꺾는 버릇이 있다 (그렇다,아니다)

15. 허리뼈를 뚝뚝 꺾는 버릇이 있다 (그렇다, 아니다)

질문)

대표님, 걷는 자세도 중요하다는 말씀을 많이 해주셨는데,

조금 자세히 알려주세요.

문선영)

태어나서부터 지금까지 그냥 걸어왔지 제대로 걷기를 배우거나 자신의 걸음걸이는 살펴본 사람은 거의 없을 거예요. 바르게 걷고 있다는 것이 무엇인지도 모르는 사람이 많습니다. 바른 걸음걸이는 무릎을 보호합니다. 바른 걸음걸이의 핵심이 무릎에 있다는 거예요. 길을 지나다니는 사람들을 유심히 살펴보면 무릎이 바깥쪽으로 향하거나 안쪽으로 향하는 식으로 걸음걸이가 좋지 않은 경우를 자주 목격할 수 있어요. 걸을 때 무릎에서 느끼는 부담은 인간이 두발로 직립보행을 시작하면서부터 감수해야 하는 약점이죠. 우리가 걸을 때는 한 걸음 발을 뗄 때마다 한쪽 무릎에 그 무게가 실립니다. 몸의 균형을 잘 유지하면서 걸어야 무릎의 부담을 조금이라도 줄일 수 있습니다.

질문)

그럼 바른 자세로 걸어야 한다고 하니 모델처럼 멋지게 걸으면 될까요?

문선영)

잘못된 자세로 걷는 것보다는 모델처럼 걷는 것이 좋습니다. 그런데 모델 워킹을 따라하면서 불안정한 자세로 걷게 되면 무릎이나 허리뿐만 아니라 전신이 불균형해져 통증이나 결림이 생길 수 있습니다. 심지어 부정형 신체 증후군(뚜렷한 이상이나 병도 없으면서 불쾌한 증상을 호소하는 상태)으로 이어지는 경우도 있어요. 모델 워킹은 특정한 목적을 위한 워킹 방법이에요. 모델 워킹이 잘못된 워킹은 아니지만, 한쪽으로 치우친 포즈로 몸에 무리가 생길 수 있어요. 저희 회원 중에도 모델 활동을 하시는 분들이 많이 오셔서 운동하고 있어요. 밸런스가 무너지기 전에 관리하는 거죠. 모델 워킹이 정답은 아니에요. 잘못된 자세를 피하는 것이 중요하죠. 반대로 생각해 볼게요. 바르게 걸으면 보행 하나만으로도 훌륭한 치료가 될 수 있다는 거예요.

질문)

대표님, 바른 자세로 걷는 방법도 알려주세요.

문선영)

많은 분들이 알 거라고 생각했는데 의외로 간과하는 분들

이 많아서 다시 한번 알려 드릴게요.

〈 바른 자세로 걷는 방법 〉

1. 턱을 당긴 상태에서 목덜미를 길게 늘이면서 가볍게 가슴을 편다.

2. 내딛는 발은 착지할 때 무릎을 편다.

3. 발꿈치부터 착지하고 발바닥 전체로 지면을 힘껏 디딘다.

4. 그 발이 지면을 찰 때는 엄지 발가락이 마지막에 떨어지는

것이 기본이다.

5. 우선 짧은 거리부터 도전해라.

〈 바른 걸음걸이 체크리스트 〉

• 몸을 비스듬히 숙이고 걷은가? (그렇다, 아니다)

• 턱이 들려 있지 않은가? (그렇다,아니다)

• 등을 굽히고 걷지는 않은가? (그렇다, 아니다)

- 가슴은 활짝 펴고 있는가? (그렇다, 아니다)

- 안짱다리나 팔자걸음으로 걷는가? (그렇다,아니다)

- 구두의 안쪽이나 바깥쪽 어느 한쪽이 차이나게 닳는가? (그렇다, 아니다)

- 발꿈치부터 착지하는가? (그렇다,아니다)

- 엄지발가락이 마지막에 떨어지는가? (그렇다,아니다)

- 보폭이 너무 좁지는 않은가? (그렇다, 아니다)

3) 장시간 근무는 몸을 망친다.

질문)
대표님, 바로 질문 드릴게요. 직장생활하면서 같은 자세로 오래 앉아 있게 되는데 쉽게 지치는 이유는 뭔가요?

문선영)
대부분의 사람이 이 질문의 답변을 '운동 부족'이라고 할 거예요. 의사들도 마찬가지 답변을 내리곤 합니다. 그런데 저는 생각이 조금 달라요. 같은 자세를 취하고 있는 것은 상당히 고된 작업이라고 할 수 있어요. 만약 움직이지 않고 장시간 가만히 앉아 있으라고 지시를 받는다면 아마 정신적으로도 육체적으로도 엄청난 스트레스를 받게 될 거예요. 생각만 해도 벌써 지치게 되죠.

같은 자세를 취하고 유지하는 것은 계속 같은 근육을 사용한다는 것을 의미해요. 같은 근육을 장시간 사용하면 근육이 지치게 됩니다. 금방 피로를 느끼게 되죠. 방법은 최대한 중간중간 스트레칭을 해주는 거에요. 근육의 긴장을 풀어주는 행동 하나로도 뒤틀리기 쉬운 자세를 교정할 수 있어요.

질문)
생각해보면 문명의 발달로 모든 것이 편리해졌지만 반대로 사람들은 그만큼 더 피로해진 것 같아요.

문선영)
그렇죠. 요즘에 스마트폰을 많이 사용하시잖아요. 장시간 스마트폰이나 모니터를 보게 되면 눈은 쉽게 피로해집니다. 우리는 두 개의 눈을 가지고 있지만, 유난히 한쪽 눈만을 더 자주 사용하게 되어 눈이 뻑뻑하게 되고 피로감이 오게 됩니다. 우리는 자신도 모르는 사이에 사물을 보기 더 편하고 쉬운 눈으로 바라보게 됩니다. 그래서 한쪽 눈이 유독 피곤하다고 느끼게 됩니다.

질문)
대표님, 그럼 두 눈 중에 어떤 눈을 주로 사용하는지 알 수 있는 방법도 있나요?

문선영)
〈주로 사용하는 눈 확인법〉

어느 쪽이든 한쪽 손의 엄지와 집게 손가락으로 원을 만든다.
그 원을 얼굴에서 10~20cm 띄어놓고 눈높이로 올린다.
무언가 목표물을 찾아서 원 안에 넣어본다.
오른쪽 눈을 감으면 목표물이 보이는가?
왼쪽 눈을 감으면 목표물이 보이는가?
오른쪽 눈을 감았을 때 목표물이 보이면 왼쪽 눈을 자주 쓰는 것이고, 왼쪽 눈을 감았을 때 목표물이 보이면 오른쪽 눈을 자주 쓰는 것이다.

질문)
그럼 필라테스나 영스파인 운동하러 오시는 분들이 집에서 간단하게 자신의 몸 상태를 확인할 수 있는 체크 사항도 있다면 알려주세요.

〈자기 신체 점검 사항 – 턱과 목 부위〉

• 입을 벌리고 움직여 본다.

• 어금니를 악물고 움직여 본다.

• 턱을 당기고 움직여 본다.

• 오른쪽 손바닥을 앞으로 향한 채 움직여 본다.

• 왼쪽 손바닥을 앞으로 향한 채 움직여 본다.

〈자기 신체 점검 사항 – 허리 부위〉

• 어깨너비로 두 발을 벌리고, 왼쪽 다리에 체중을 실어서 움직여 본다.

• 어깨너비로 두 발을 벌리고, 오른쪽 다리에 체중을 실어서 움직여 본다.

〈자기 신체 점검 사항 – 다리와 무릎, 고관절 부위〉

• 오른쪽 발끝만 바깥쪽으로 향하게 해서 움직여 본다.

• 오른쪽 발끝만 안쪽으로 향하게 해서 움직여 본다.

• 왼쪽 발끝만 바깥쪽으로 향하게 해서 움직여 본다.

- 왼쪽 발끝만 안쪽으로 향하게 해서 움직여 본다.

〈자기 신체 점검 사항 – 종합적〉

- 입을 벌리고 상체를 굽히거나 젖혀본다.
- 어금니를 악물고 상체를 굽히거나 젖혀본다.
- 턱을 당기고 상체를 굽히거나 젖혀본다.
- 오른쪽 손바닥을 앞으로 향한 채 상체를 굽히거나 젖혀본다.
- 왼쪽 손바닥을 앞으로 향한 채 상체를 굽히거나 젖혀본다.
- 어깨너비로 발을 벌리고 왼쪽 다리에 체중을 실어서 상체를 굽히거나 젖혀본다.
- 어깨너비로 발을 벌리고 오른쪽 다리에 체중을 실어서 상체를 굽히거나 젖혀본다.
- 오른쪽 발끝만 바깥쪽으로 향하게 해서 상체를 굽히거나 젖혀본다.
- 오른쪽 발끝만 안쪽으로 향하게 해서 상체를 굽히거나 젖혀본다.
- 왼쪽 발끝만 안쪽으로 향하게 해서 상체를 굽히거나 젖혀본다.
- 왼쪽 발끝만 바깥쪽으로 향하게 해서 상체를 굽히거나 젖혀본다.

질문)
최근에는 두통을 호소하는 사람들이 과거에 비해 많아졌다고 해요. 만성두통은 국민의 40% 이상이 시달리는 병이라고 하는데요. 필라테스와 영스파인 운동이 두통에도 효과가 있나요?

문선영)

당연하죠. 특히 두통 그리고 편두통은 주로 여성들에게서 많이 발견됩니다. 두통은 머리에서 생기는 동맥의 확장이 원인인데요. 눈 안쪽에 격렬한 통증이 일어나는 군반두통도 혈관 확장에 의한 증상입니다. 긴장형 두통은 어깨 결림과 아주 관련이 깊습니다. 책상에서 오랜 시간 작업을 하다 보면 목이 뻐근하고 딱딱해지며 혈액순환이 나빠지면서 근육이 손상되게 됩니다.

결국, 이러한 자세가 통증을 만들고 두통이 되는 거예요. 필라테스와 영스파인 운동은 장시간 근무를 한 굳어진 몸을 이완하고 긴장을 풀어주면서 활력과 생기를 넣어주는 운동이죠. 따라서 혈액순환을 돕고 피로감을 줄이며 심신을 안정시키기 때문에 효과가 상당합니다. 운동을 시작하고 1~2주 정도 지나면 대부분의 회원분들께서 숙면을 한다는 말씀을 많이 하십니다.

질문)

너무 무리한 운동을 하면 오히려 땀을 흘리고 나서 머리가 아픈 경우가 있거든요.

문선영)

맞아요. 영스파인 운동은 파도에 몸을 맡긴 듯 자연스럽게 하는 운동이기 때문에 그럴 일은 없죠. 그리고 회원분들 중에 두통 때문에 많은 치료를 다 받았는데 영스파인 운동을 하니 아주 깨끗이 나았다는 말씀을 해주셨어요. 저도 기분이 참 좋았어요. 요가나 명상도 심신에 좋은 운동이지만 영스파인 운동이야말로 몸의 가장 기초가 되는 부분을 다루는 운동이기 때문에 더욱 효과가 커요.

질문)

대표님, 허리 통증을 호소하는 직장인들 그리고 전문직 종사자들이 많잖아요. 그런데 복근 운동이 효과가 있다면서요?

문선영)

요통은 정말 다양한 원인이 있기 때문에 하나의 원인으로 단정 지어 판단하기 어려워요. 사람마다 제각각 다양한 원인이 있기 때문에 요통을 분류하면 수백 종류가 된다고 해요. 제가 의사는 아니지만, 경험에 따르면 요통은 복근과 배근의 균형이 나빠져서 생기는 경우가 상당합니다. 배근은 등 근육을 말하는 거예요. 배근은 앉거나 서기만 해도 긴장을 하는 근육으로 평소에 늘 사용하는 근육이에요. 그에 비해 복근은 일상 생활에서는 별로 사용되지 않는 근육 중 하나예요. 따라서 요통을 최대한 피하고 예방하기 위해서는 복근을 자주 사용하는 것을 추천드려요. 영스파인 운동은 자연스럽게 복근을 강화하고 배근을 단련하기 때문에 요통에 정말 효과적이라고 할 수 있어요.

질문)
계단 오르기 운동으로도 복근 운동이 된다면서요?

문선영)
일상생활에서 가장 실천하기 쉬운 방법이 계단 오르내리기예요. 보폭을 크게 해서 걷거나 계단 오르내리기 운동으로 충분히 단련시킬 수 있어요. 대부분의 사람이 복근 운동하면 윗몸일으키기를 떠올리죠. 그런데 윗몸일으키기 운동은 등과 허리 근육에 부담이 가게 하면 안 돼요. 반드시 무릎을 굽혀서 해야 합니다. 윗몸일으키기 운동을 잘못하게 되면 목과 허리 그리고 등에 무리가 가서 오히려 하지 않는 것보다 못한 경우가 될 수 있어요. 필라테스와 영스파인 운동 기구를 활용해 온몸의 긴장은 풀고 오로지 복근에만 힘이 들어가는 운동 방법이 있기 때문에 부위별 운동에 탁월합니다.

〈 허리를 보호하는 생활습관 〉

- 표준 체중을 유지한다.
- 오랜 시간 움직이지 않고 고정된 자세로 앉거나 서 있지 않다.
- 물건을 들어 올릴 때는 무릎까지 구부려 몸에 바짝 붙여 들어 올린다.
- 너무 딱딱하거나 푹신한 잠자리는 피한다.
- 굽이 높거나 볼이 좁은 신발은 신지 않는다.
- 높은 곳에서 물건을 내릴 때는, 반드시 의자나 받침대 위에 올라가서 내린다.
- 2시간 이상 장거리 운전을 삼간다.
- 의자에 앉을 때는 상체를 똑바로 펴고 의자 깊숙이 앉는다.
- 누워서 TV나 책을 보지 않는다.

▼ 문선영 작가의 영스파인에 세미나와 더 많은 정보는
아래 네이버 카페를 통해서 확인 할 수 있습니다

국제필라테스전문가협회
IPPA (International Pilates Professional Association)

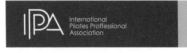

국제 필라테스 전문가협회는 PMA 베이스로 동작들이 구성되어져 있으며, 미국의 핵심 티칭스킬을 대구에서 직접 배울 수 있습니다. 문화체육관광부에 정식 등록된 협회로서 국가자격기본법 제17조 1항에 의한 민간자격증이 정식 등록된 협회입니다.

국제필라테스전문가협회 (검색)

(https://cafe.naver.com/kirby2000)

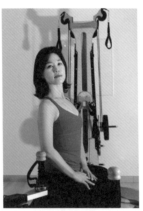

▶ 국제필라테스전문가협회 & 영스파인대표
문선영 대표님

〈교육과정 안내〉

국제필라테스전문가협회
영스파인 전문가 과정 주중/주말 교육생 모집

* 주중반, 주말반, 매월 초 개강
* 교육인원: 2~8명
* 교육장소 : 영스파인
 (대구시 수성구 동대구로300 범어롯데케슬상가 3층 302호)
* 교육문의 : 053 - 751 - 5178 / 010-9991-5178

▪ 교육 시간은 스튜디오 사정의 의해 변경될 수도 있습니다
▪ 전화 예약 후, 방문 상담해 주시면 교육과정에 대한 자세한
 설명을 해 드립니다

초판 1쇄 인쇄 | 2019년 4월 25일
초판 1쇄 발행 | 2019년 4월 30일

지은이 | 문선영
편집 기획 | 장영광, 도정국, 엄진성
디자인 | 이고운
발행처 | 청춘미디어
출판등록 | 제2014년 7월 24일, 제2014-02호
전화 | 010) 9633-1751
팩스 | 02) 6918-4190
메일 | stevenjangs@gmail.com

ISBN 979-11-87654-73-5

책값 15,000원 (만 오천 원)

값 15,000원

ISBN 979-11-87654-73-5